とことん解説 人体と健康 ビジュアル

細菌のはたらき
パーフェクトガイド

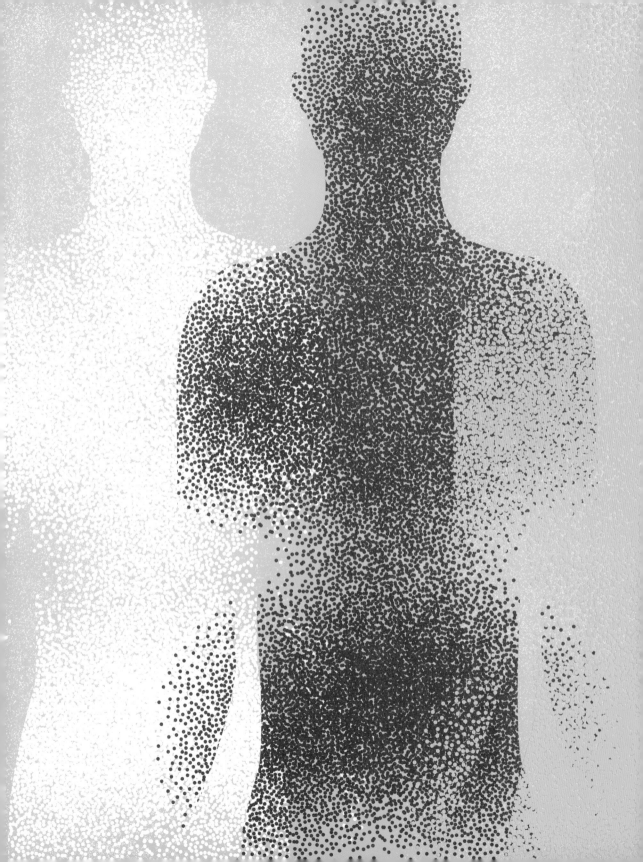

とことん解説 人体と健康 ビジュアル

細菌のはたらき
パーフェクトガイド

キャサリン・ウイットロック／ニコラ・テンプル

梅田智世 ＝訳　鈴木智順 ＝日本語版監修

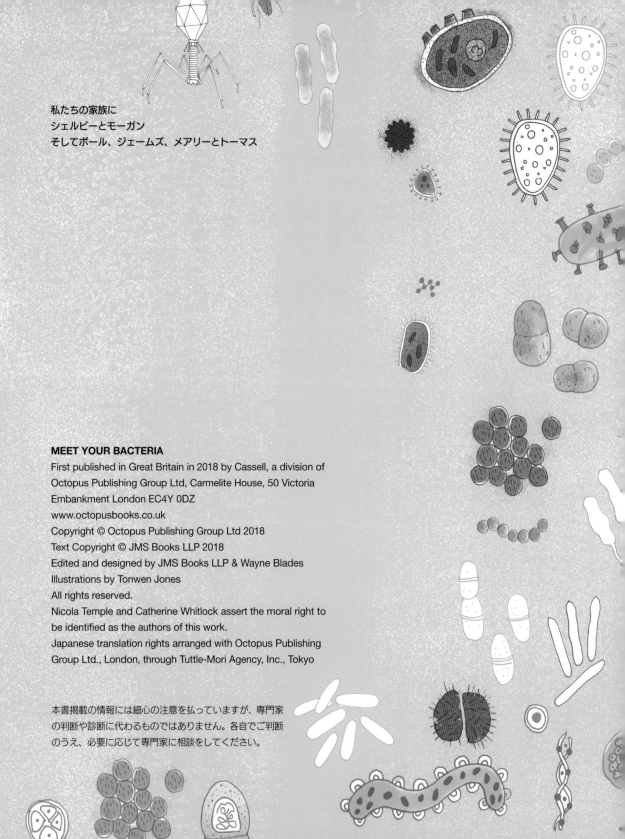

私たちの家族に
シェルビーとモーガン
そしてポール、ジェームズ、メアリーとトーマス

MEET YOUR BACTERIA

First published in Great Britain in 2018 by Cassell, a division of
Octopus Publishing Group Ltd, Carmelite House, 50 Victoria
Embankment London EC4Y 0DZ

www.octopusbooks.co.uk

Copyright © Octopus Publishing Group Ltd 2018

Text Copyright © JMS Books LLP 2018

Edited and designed by JMS Books LLP & Wayne Blades

Illustrations by Tonwen Jones

Japanese translation rights arranged with Octopus Publishing
Group Ltd., London, through Tuttle-Mori Agency, Inc., Tokyo

本書掲載の情報には細心の注意を払っていますが、専門家
の判断や診断に代わるものではありません。各自でご判断
のうえ、必要に応じて専門家に相談をしてください。

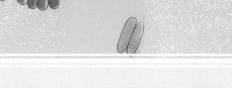

目 次

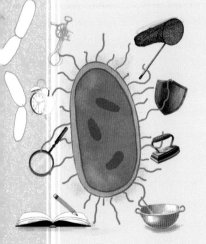
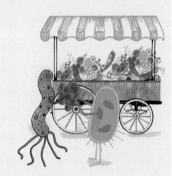

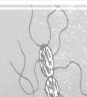
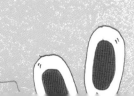

序文

好むと好まざるとにかかわらず、私たちはみな、体の表面や内部に何兆もの細菌をすまわせている。私たちはそれを受け入れなければいけない。そうした体内の居住者たちはよいことをたくさんしていて、彼らがいなければ私たちは生きていけないからだ。人間はつまるところ単なるホテルなのかもしれないが、その客人は私たちの健康に大きく貢献している。私がヒトの腸内細菌の研究を始めてもう30年になるが、このテーマがこれほど人気を集め、今のように広く研究されるようになるとは夢にも思っていなかった。もっといえば、すべての細菌が悪者ではないと一般に知られるようになったことは、それだけで大きな進歩だ。

ヒトのマイクロバイオーム（体内にすむ微生物とゲノムの総体）は、多くの記事で新興の研究分野と紹介されている。理由はいうまでもなく、「新興」という部分に私は同意できない。とはいえ、この分野がこれほど重要な意味を持ち、深く理解されるようになったことはいまだかつてなかったし、将来の科学の発展に向けてこれほど大きな可能性を秘めていたこともなかった。マイクロバイオームには私たちの体と結びついているものもあり、健康や病気への影響は疑いようがない。うれしいニュースは、そうした細菌の生態系の一つ一つが変化に適応する力を持っていて、宿主（つまりあなた）との相互作用をよりよいものにする余地があるということ

だ。これは健康を改善するための重要な手段になる。解決できるトラブルは、驚くほど多い。胃腸炎、潰瘍性大腸炎、クローン病、肥満、自閉症、一部のがん、不安、抑うつ、メタボリックシンドローム、糖尿病、冠状性心疾患、虫歯、ニキビ、湿疹、喘息、再発性口腔カンジダ、泌尿生殖器感染症、過敏性腸症候群、抗生物質に伴う下痢――これらのすべてが研究対象になっている。しかも、これらは一部にすぎない。

ヒトのマイクロバイオータ（微生物叢）の構成を改善し、ひいては健康状態を改善するために、さまざまな介入方法が絶えず研究され、試験を経て開発されている。多くのケースでは、ごく単純な意味での「細菌戦争」が利用されている。善玉菌のコミュニティーを強化し、病気の発生や持続に関わる病原性微生物を打倒または抑制するという方法だ。幸い、マイクロバイオームは（私たちの遺伝子とは違って）変幻自在で、意図的に変えることができる。その目的を達成するためによく使われるのが、プロバイオティクス、プレバイオティクス、シンバイオティクスといった手法だ。効果がしっかり確認されたマイクロバイオーム関連製品は、リスクがまったくないか、あったとしても無視できる程度だ。治療介入の観点からは、ほとんど唯一無二ともいえるセールスポイントではないか。そうした製品の効果や応用は、マイクロバイオームのコミュニティーに対する理解の深まりに

後押しされて進歩してきた。これは1990年代後半に巻き起こった「分子革命」の直接的な成果だ。分子革命では、ヒトのマイクロバイオータのモニタリングに関して、効率的で信頼性の高い手法が生まれた。

それから20年近くたった今、私たちは同じような「代謝革命」の時代にいる。今では、マイクロバイオームの機能に対する理解が大きく進んだことに加えて、微生物の構成はもちろん、バイオマーカー（体の状態や病状を示す指標）、患者の症状、疾病リスクの低下などを評価する検査が登場しつつある。現代病の多くは、これまでよりもはるかに管理しやすくなるだろう。それを実現するのは、安全でユーザーフレンドリーで信頼性の高い介入手法かもしれない。実にエキサイティングな時代なのだ。

そこで本書の出番となる。今求められているのは、現在の技術や科学、最新の研究や知見を分かりやすく、だが科学的に正確に評価する方法を消費者、医療従事者、メーカー、そのほかの関係者に提供することだ。一般読者を対象とするこの素晴らしい本は、読者の興味をかきたて、マイクロバイオーム関連製品の利用や応用を後押ししてくれるだろう。今こそ、大勢の人を救い、私たち全員に影響を与えるアプローチ

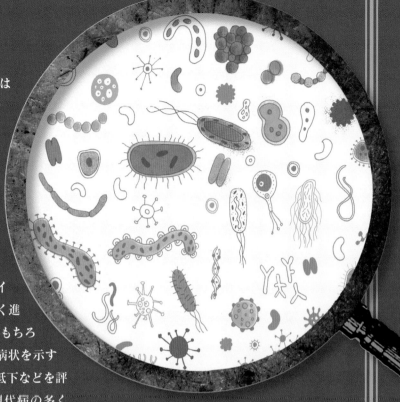

注目の細菌たち。

を推し進めるべきときだ。私たちの体に暮らす微生物の潜在能力をあますところなく理解するためには、いくつもの関連分野を1つにまとめる必要がある。本書はそのための大きな一歩になるはずだ。現代最も重要と目される健康・医療の課題を掘り下げたこの本を、読者のみなさんに楽しんでもらえることを願っている。

グレン・ギブソン教授

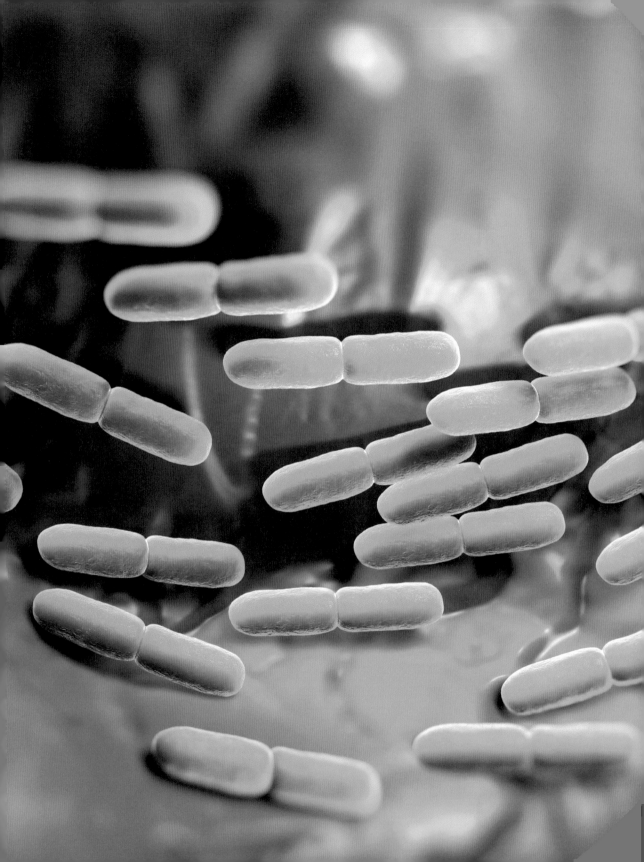

第1章

私たちの体で
細菌がしていること

　細菌は生活のあらゆる面に日々影響を及ぼしている。人体の内部や表面に暮らして、私たちが食べ物を消化するのを助け、有害な微生物から身を守り、心の健康にまで貢献している。それほど友好的ではない細菌は、のどの痛みから生死に関わる深刻な疾患まで、さまざまな病気を引き起こすこともある。風味豊かなチーズを熟成させ、ココアを発酵させ、糖をアルコールに変えているのも細菌だが、そうかと思えば、そんな細菌たちが食品を腐らせ、食中毒を起こさせることもある。

　もっと広く目を向けると、細菌は有機物を分解し、あたかも効率的なリサイクルセンターのように、物質を細かくして栄養素を土に還す働きもしている。大気中の炭素や窒素を植物や動物が利用できる形に変えてもいる。要するに、細菌なしに、私たちは存在しえなかったということだ。第1章では、この驚くべき生きものたちについて、生物としての特徴を捉え、そして宿主である私たちとの相互作用までを探っていく。

ラクトバチルス属の細菌

体の客人を知る

あなたの体は、何兆もの微生物のすみかになっている。
微生物とは、小さ過ぎて顕微鏡なしには見えない生物
のことだ。ほとんどが細菌で、それぞれは1つだけの細
胞、つまり生命の最小単位でできている。

平均的な人間の体には、スープの缶詰をいっぱいにするほどの細菌がすんでいる。人体にすむ細菌細胞の数は、ヒト細胞の数を3対1の比で上回るともいわれている（実際は10対1から1対1まで幅があると推定される）。あなたの体を「わが家」にしている微生物は、細菌だけではない。古細菌、原虫、ウイルス、真菌なども含む微生物のコミュニティーを「マイクロバイオーム」といい、一人一人に異なるマイクロバイオームがある。

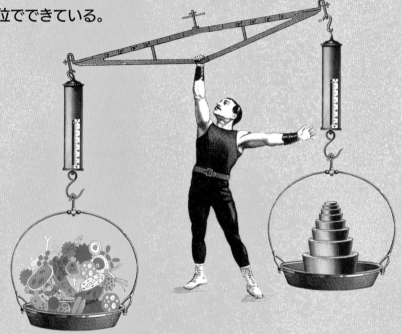

人体にいる細菌の数

　人体はおよそ30兆個のヒト細胞でできているが、マイクロバイオームを構成する全生物の細胞数はそれよりはるかに多い。口だけでも500種類前後の細菌が暮らしていて、腸にすむ細菌ともなれば推定100兆個に上る。

微生物は何をしているのか

　中には病気を引き起こす微生物も存在し、そうしたありがたくない微生物を病原体と呼ぶ。微生物の中で最も小さく、最も単純なウイルス（13ページ参照）は、風邪やインフルエンザなどの病気をもたらす。細菌は咽頭炎や結核などの感染症の原因となる。水虫やカンジダ症は真菌が引き起こす代表的な感染症だ。原虫による感染症には、マラリアやジアルジア症などがある。こうした病気を避けるために、多くの人が自分の体や生活環境をできるだけ清潔で病原体のいない状態に保とうと努力している。でも、あなたの体の中や表面で暮らす微生物のうち、本当に有害なものは、ほんの一部だ。マイクロバイオームを構成するメンバーのほとんどは、まったく害がないか、むしろ大いに有益である。

　たとえば、免疫系を鍛えて維持するのを助けてくれる細菌がいる。ビタミンを作ったり、大切な栄養素を

供給してくれたりする細菌もいる。人体に害を及ぼすことなく増殖し、ほかの細菌を物理的に押しのけることで、もっと有害な細菌がすみつくのを防いでくれる細菌もいる。大切なのは、健康でバランスのよいマイクロバイオームを維持することだ。抗生物質の過剰投与、手指除菌剤の使用、屋外の不潔な環境で過ごす時間の減少といった現代社会特有のライフスタイルは、人体にすみつく微生物を激変させる。その変化は、湿疹やクローン病などの自己免疫疾患、肥満、がん、うつ病などの世界的な増加にも関係してくる。マイクロバイオームの乱れにより、自分自身を危険にさらしているわけだ。

微生物のグループを表す用語

私たちの体の表面と内側では、微生物がいろいろな集団を形成している。
以下の用語は、グループの種類を表すために使われる。

バクテリウム（細菌）
バクテリアの単数形で、1つの細菌
細胞を指す（14～15ページ参照）。

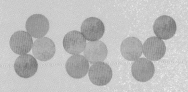

ポピュレーション（集団）
同じ種に属し、同じ場所で暮らしているが、
遺伝的には異なる微生物のグループ。

コロニー（集落）
クローンと呼ばれる、遺伝的
に同じ細胞のグループ。

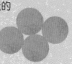

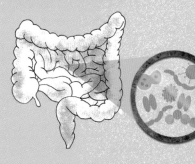

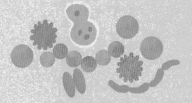

コミュニティー（群集）
異なる種でありながら、同じ場所で一緒
に暮らしている微生物のグループ。

マイクロバイオーム
特定の環境に存在するすべての
微生物とゲノムの総体。

微生物は進化系統樹のどこにいるのか

進化系統樹とは、科学者があらゆる生物の関係を知るために使っている「生命の樹」だ。マイクロバイオームは進化系統樹のさまざまな枝にいる微生物で構成されている。互いに関係の薄い多様なグループに属しているにもかかわらず、マイクロバイオームの微生物はどれも、あなたの体が提供するさまざまな生息環境で生き延び、繁栄する方法を身につけている。

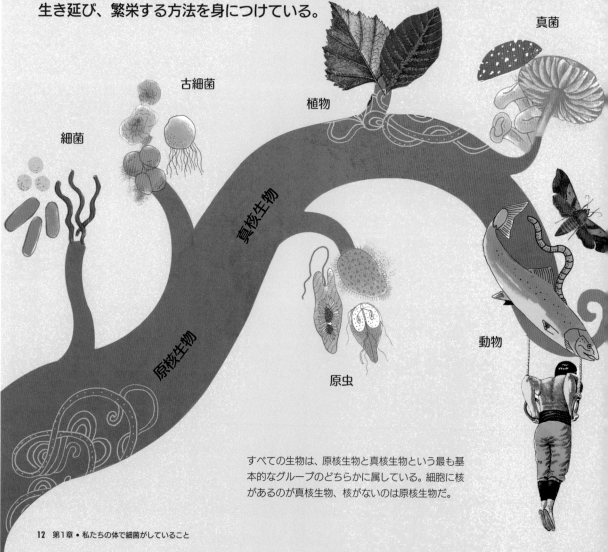

真菌

古細菌

植物

細菌

真核生物

原核生物

原虫

動物

すべての生物は、原核生物と真核生物という最も基本的なグループのどちらかに属している。細胞に核があるのが真核生物、核がないのは原核生物だ。

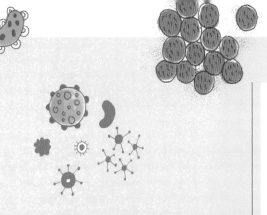

地球で生まれた最初の生物は原核生物だった。およそ40億年前に登場したこの生物は、現生の生物すべての祖先にあたる。細胞の構造はごく単純で、核などの膜で区切られた構成要素は一切ない。真核生物の細胞では、細胞小器官と呼ばれる膜で覆われた構造物により、細胞の特定の機能を実行するのに必要な酵素やタンパク質などの化合物が1カ所にまとめられている。細胞小器官を持たない細菌では、必要なものすべてが細胞内に散らばっている。スパイス容器をスパイスラックにまとめるのではなく、家中のあちらこちらに置いておくようなものだ。しかし、この効率の悪さも、原核生物が人体を含めた地球上のあらゆる環境で繁栄する妨げにはならなかった。

古細菌と細菌の違い

当初、原核生物はすべて細菌だと考えられていて、その一部が温泉や塩湖などの極端な環境を好む傾向にある点が注目されていた。ところが、よくよく調べたところ、そうした極端な環境に暮らす「細菌」の一部がまったく違う特徴を持っていることが分かった。それどころか、実際には真核生物に近かったのだ。そこで1977年、これらは独立した単細胞原核生物のグループに移され、古細菌と呼ばれるようになった。ただし、すべての古細菌が極端な環境で暮らしているわけではない。たとえば海や土壌にも存在するし、人体にも生息している。病気を引き起こす古細菌はまだ知られていないが、ヒトのマイクロバイオームを構成する古細菌が研究されるようになったのは、ごく最近のことだ。

ウイルスとは？

ウイルスは既存の分類体系には収まらない。生物かどうかも議論中だ（日本の教科書は無生物と分類している）。科学者たちはウイルスを独立した分類体系に入れて研究を続けている。

ウイルスは遺伝物質を持ち、進化もするが、細胞構造を持たず、宿主がいなければ繁殖できない。

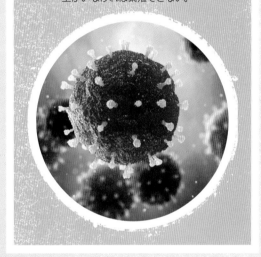

原虫と真菌

原虫と真菌はヒトのマイクロバイオームで見られる生物だ。どちらも真核生物で、核などの細胞小器官を持っている。原虫は単細胞生物で、その多くは寄生性だが、健康な人のマイクロバイオームにおける役割はまだよく分かっていない。私たちの体内に暮らす真菌は、たいていは多細胞生物だ。真菌をすまわせていない人はいないが、細菌に比べるとずっと数が少ないことも分かっている。そんなわけで、ここからは最も数が多くて多様な客人——細菌に的を絞ることにしよう。

細菌を識別する

細菌は比較的単純な生物で、たいていは全長が数マイクロメートル以下だが、形やサイズはさまざまに異なり、特徴的な形でグループ分けされている。

標準装備

DNA 環状染色体1つが細胞内でもつれた状態になっている。この中に細菌細胞の生存に必要な遺伝子がすべて入っている。

細胞膜 半透性の膜が細胞の内側と外側を隔てている。

細胞壁 細胞の頑丈な外層。物理的な支持構造になるだけでなく、細胞が損傷を受けないように守っている。

細胞質 細胞の内部環境。

リボソーム 遺伝暗号からタンパク質が合成される場所。

オプション装備

プラスミド 小さな環状のDNA分子で、自然環境から、あるいはウイルスや別の細菌から手に入れる。この余分なDNAの小さなパケットが、細胞の性能を大きく高めることもある。抗生物質に対する耐性や増殖の速さを生む遺伝子が含まれている場合は特にそうだ。

鞭毛（べんもう） タンパク質でできたムチのような尾。一部の細菌が機動力を高めるために使っている。

莢膜（きょうまく） 厳しい環境では、細胞壁だけでは細胞を守りきれないこともある。そんなときは、糖のような分子（多糖）でできた層が保護力を高める。

線毛 毛のような構造で、ヒト細胞などの表面にくっつくときに大活躍する。

3つの主要グループ

　細菌はその形状により球菌、桿菌（かんきん）、らせん菌の3グループに分類される。細菌の形は、たいていはその学名に示されている。たとえば、のどや耳の感染症を引き起こす細菌は球（コッカス）の形をしているので、ストレプトコッカス（レンサ球菌）の名を持つ。一般的なのどの感染症を意味する「ストレプトスロート（レンサ球菌咽頭炎）」という用語は、この細菌の名に由来する。

　細菌の形は、細菌の生息場所や行動に適応している。小さな球菌は、その形のおかげで、互いに密集したり急速に分裂したりすることができる。桿菌の細長い形は動き回る細菌に適しているし、らせん形は粘度の高いどろどろの液体の中を移動するのにぴったりだ。らせん菌のカンピロバクター・ジェジュニは、人間の腸を覆う粘液層をコルク抜きのように貫通して、その下にある細胞に入り込み食中毒を起こさせる。細菌は形を変えて環境の変化に対応することもできる。たとえば、捕食者の原虫に食べられないように大きくなったり、栄養が限られているときには小さくなったりする。

桿菌
（バチルス）

らせん菌
（ビブリオ、スピリルム、
スピロヘータなど）

球菌
（コッカス）

細菌の細胞

細菌の基本構成要素と、
一部の細菌が持つ構造。

❶ 細胞膜　　❻ 莢膜

❷ 細胞壁　　❼ プラスミド

❸ DNA　　　❽ 線毛

❹ 細胞質　　❾ 鞭毛

❺ リボソーム

どんな細菌も、
細胞の活動を維持する
ために欠かせない
基本機能を持っている。
一部の細菌には、
細胞の性能を大きく
高めるオプション機能も
ついている

形を変える細菌

尿路感染症を引き起こす細菌（大腸菌）は、感染のさまざまな段階で形を変える。形の変化によって、尿路内で増殖して広がりやすくなる。ここでは、警察のマグショット風に紹介しよう。❶非運動性（移動する能力がない）、桿状の大腸菌の個体、感染の2時間後。❷非運動性、球状の大腸菌、感染のおよそ7時間後に大集団で見られる。❸運動性、桿状の大腸菌、感染からおよそ12時間以上たつと集団から抜け出す。

変装の達人

細菌の形は生き延びるための重要な要素で、摂食や分裂、移動、密集の仕方に影響を与える。競争で優位に立つために、この大腸菌のように形を変えることもある。

細菌の大きさの単位はマイクロメートル（ミクロンともいう）で、μmという記号で表される。1μmは100万分の1メートルだ。

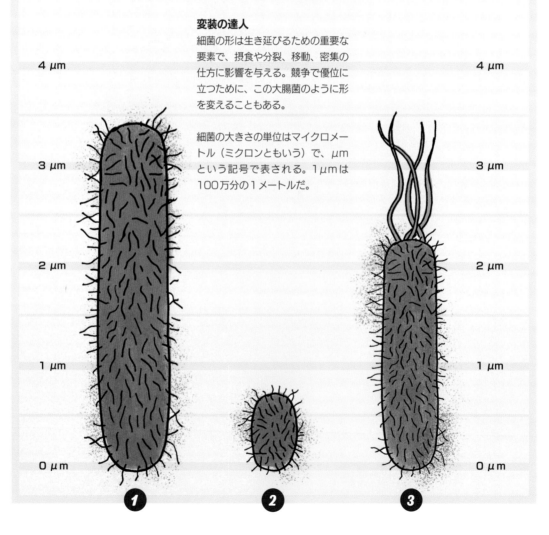

4 μm

3 μm

2 μm

1 μm

0 μm

❶　❷　❸

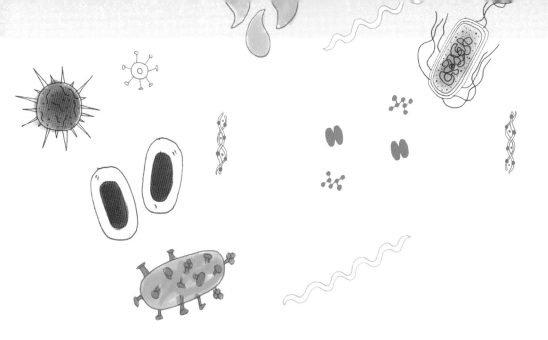

動き回る

　すべてではないが、多くの細菌は生息環境の中を活発に動き回ることができる。1本の鞭毛や束になった鞭毛を持ち、それをスクリューのように使って動力を得ている細菌もいる。らせん菌は回転しながら環境内を移動する。厚い粘液層の表面を滑って移動する細菌や、フックのような付属物を使って自分の体を引っぱって動く細菌もいる。

寄り集まる

　細菌の中には、ペアやグループを作ったり、長い鎖状になったりする傾向を持つものもいる。普段はグループを作らないタイプの細菌でも、捕食者や有害な化学物質を避けるために寄り集まることがある。特定の状況では、細菌がバイオフィルムと呼ばれる複雑なマトリックスを形成する。まず、一つ一つの細菌がさまざまな種類のタンパク質を使って表面に自分の体をしっかり固定し、さらに近くにいる別の細菌と細胞外多糖でくっつき合う。その後、コロニー全体が細胞外多糖の外皮に覆われる。こうなると、抗生物質に対する耐性が一つ一つの細菌よりもはるかに高くなる。

クローン・株・種

　この3つの用語は、細菌を説明するときによく使われる。

クローン　1つの細菌から分裂（28〜29ページ参照）により生まれた娘細胞。遺伝的にはもとの細胞とまったく同じ。クローンのグループをコロニーという。

株　遺伝的変異により、同じ種のほかの細菌から少しだけ変化した（より毒性が高い、など）細菌のサブタイプ。1つの細菌に連なるすべての子孫は、その細菌の変異を共通して持っている。したがって、同じ株に属しているということになる。

種　共通の起源を持ち、比較的似かよっている株の集まり。こと種に関しては、細菌は一筋縄ではいかない。恐ろしいスピードで進化するので、今は新しい株とされていても、ほんの数十年のうちに新しい種といえるくらい変化してもおかしくない。細菌の研究では、私たちが慣れ親しんでいるものよりも流動的な「種」の概念が必要になる。

善玉菌・悪玉菌・日和見菌

マイクロバイオームは、多様なメンバーで構成される共同体とよく似ている。立派な市民もいれば、トラブルメーカーもいる。あなたの体にいる細菌の大多数はよい細菌だが、中には隙あらば問題を起こそうとする細菌もいる。

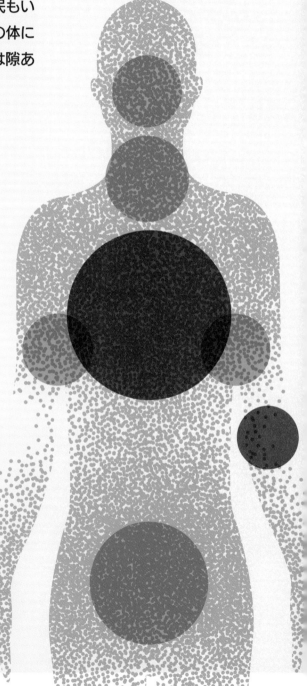

　私たちの体にすむ微生物コミュニティーの大部分を占める「善玉菌」（ラクトバチルス・アシドフィルスなど）は、ヒトに病気を引き起こした例が見つかっていないことから、非病原性細菌と呼ばれている。結核の原因になるマイコバクテリウム・ツベルクローシス（結核菌）などの「悪玉菌」は、病気を引き起こすことから病原性細菌と呼ばれる。悪玉菌はマイクロバイオームの構成メンバーではないが、人体に入り込むことはできる。そのほか、「日和見病原菌」と呼ばれる細菌も多数存在する。日和見病原菌とは、チャンスさえあれば、マイクロバイオーム・コミュニティーの温厚な住民から、まぎれもない暴徒に変貌する細菌のことだ。

変貌のチャンスとは

　日和見病原菌が増殖する環境は、さまざまな原因から生まれる。たとえば、皮膚に切り傷があると、細菌が普段は近づけない組織に潜り込むための入口とな

体のある部位では有益な細菌が、別の部位へ移動し定着すると問題を起こすこともある。黄色ブドウ球菌は緑のエリア（右図）では役に立つが、赤のエリアでは害をもたらす。

る。もっと深刻な傷、とりわけ腸壁を破るような傷ができると、細菌が血管に入り込み、血流にのって移動して体の別の部位に感染することもある。

日和見病原菌は、免疫系が弱っている隙につけ込むことがある。原因としては、抗生物質、妊娠、免疫疾患、栄養失調、化学療法などの医療が考えられる。ときには単なる疲労さえきっかけとなりうる。そうした状況では、免疫系が悪い細菌を捕えて退治する確率が低くなってしまう。

強いコミュニティー

悪玉菌の取り締まりでは免疫系が大きな役割を果たしているが、強くて健康なマイクロバイオーム・コミュニティーも、感染抑制にかけては免疫系に劣らず重要であることが分かってきている。人間の健全な地域共同体で隣近所へのマナー違反行為が許されないのと同じように、健康なマイクロバイオームは感染予防に貢献している。

マイクロバイオームのコミュニティーは、さまざまな戦略でトラブルメーカーの行動を食い止める。たとえば、マイクロバイオームのメンバーがスペースを占

領して栄養を残らず消費していれば、入り込むスペースや餌を見つけるのが物理的に難しくなるので、悪玉菌は立ち去るしかなくなる。善玉菌が自分たちのニーズを満たし、悪玉菌のニーズを満たせないように環境を変えることもある（25ページ参照）。善玉菌が悪玉菌の増殖を阻害する毒素を作る例さえある。そうした戦略がどれもうまくいかない場合は、宿主の体の免疫細胞に招集をかけ、悪者を追い出すという手もある（34ページ参照）。

日和見病原菌の例
黄色ブドウ球菌（スタフィロコッカス・アウレウス）
特徴

- 球形
- グループになる
- 直径1μ未満

備考 マイクロバイオームの常連として黄色ブドウ球菌を持つ人（保菌者という）は、この細菌が引き起こす感染症になりやすい。ただし、非保菌者が感染した場合よりも軽症ですむ傾向がある。

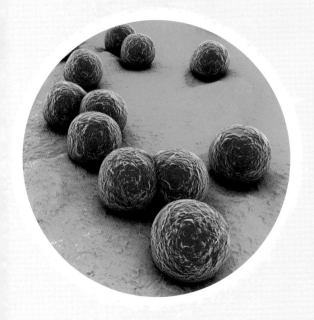

黄色ブドウ球菌は、普段はヒトのマイクロバイオームの穏やかな一員として、およそ30％の人の皮膚や腸や上気道で暮らしている。だが、皮膚に傷があると、その機に乗じて増殖する。この細菌の細胞壁は特別な構造をしており、血液凝固プロセスで生成されるタンパク質に付着しやすい。おかげで急速に増殖して、損傷を受けた組織の修復を試みている免疫系に大混乱をもたらす。

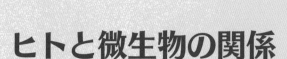

ヒトと微生物の関係

マイクロバイオームを構成する微生物と人間が結ぶ長期にわたる関係を、共生（読んで字のごとく、共に生きること）という。自然界には有益なものから有害なものまで、さまざまな種類の共生が存在する。同じ種の生物の間で生まれるものもあれば、あなたとあなたのマイクロバイオームのように、まったく別の種の間で成り立っているものもある。

　共生は相利共生、寄生、片利共生という3つの大きなカテゴリーに分類できる。本書では、全編を通じてこれらの用語を使い、ヒトのマイクロバイオームの主役たちを探っていく。

ヒトとイヌは異なる2種の生物だが、相利共生の関係にある。

相利共生

　どちらの種にも利益がある共生関係。たとえば、種1が種2に安全な生育場所を提供し、種1が自力では作れない重要な栄養素を種2が提供するケースなど。

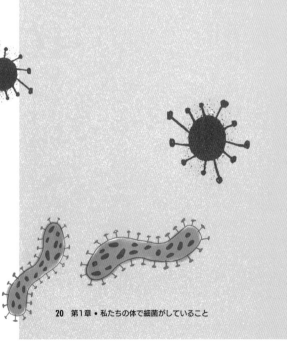

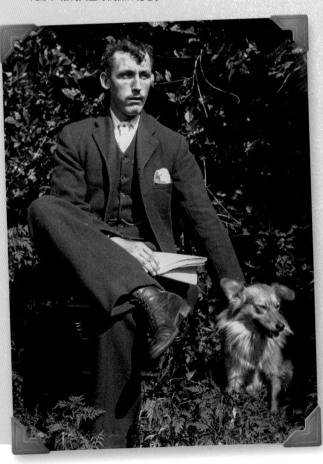

すべての寄生者が病原体というわけではない。
病原体はヒトに病気を引き起こすものだけだ。

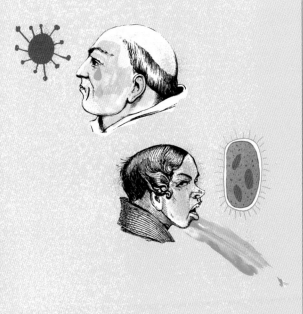

片利共生

　どちらか片方の種には利益も害もない共生関係。特に目立った害を与えずに、種1が身を守る場所や移動手段として種2を利用するケースが多い。体内の微生物の多くは片利共生者だ。

寄生

　種1（寄生者）が種2（宿主）の体に生息し、宿主を弱らせるなどの害を与える共生関係。病原体とはヒトに病気を引き起こす寄生者のことで、たいていは微生物を指す。寄生者であっても、必ずしも病原体というわけではない。たとえば、腸内寄生虫は人体から栄養をかすめ取るが、病気を引き起こすとは限らない。

　日和見病原菌（18～19ページ参照）との共生関係は、片利共生から寄生に変化する。

コミュニケーションが大切

　どんな間柄でも、長続きの鍵を握るのはコミュニケーションだ。まったく違う生物であるにもかかわらず、私たちの細胞と細菌細胞では、コミュニケーションに使う多くの化合物が共通している。科学者の推定によれば、ヒト遺伝子の37％は細菌の遺伝子に関係しているという。そして、そうした遺伝子が作るタンパク質のほとんどは、細菌と動物のコミュニケーションにとって重要なものだ。

　片利共生細菌は、ヒトが進化してきた700万年（ごく初期のヒトに似た祖先も含めると）の間ずっと、ヒトと情報交換していたのかもしれない。そうだとするなら、この関係がそれぞれの生物の進化を形作ってきたと考えても的外れではない。現代の科学者たちもそう考えている。

長いつきあい

　長期の共生関係にある生物（共生者）は、歩調を合わせて共進化する。腸内細菌が哺乳類、特に反芻動物（ウシなどの草食動物）の腸の進化に影響を与えたと考える科学者もいる。食べ物が腸をゆっくり通過するように進化させることで、自分が栄養を利用できる時間を長くしたというのだ。細菌が温血動物（内温性動物）の進化で重要な役割を果たしたとする説もある。ヒトの体温（37℃）は、偶然にもヒトの共生菌にとっても適温だ。善玉菌の研究が進むにつれて、そうした細菌が自分の利益になるように進化の道筋を能動的に決めてきたと考える科学者が増えている。

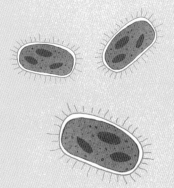

細菌の1日

一見すると、細菌の毎日は退屈に思えるかもしれない。ひたすら食べては分裂、食べては分裂の日々だ。けれど、細菌はたくさんの予定を1日のスケジュールに詰め込んでいる。自分の生存に役立つ活動だけでなく、現在の環境を改善して、将来の変化に備えるための活動で大忙しなのだ。

あなたの「やるべきこと」リストには、仕事や住居、健康、家族、娯楽に関することが並んでいるはずだ。細菌のタスクも、おおまかに見ると同じように分類できる。

仕事

　細菌は出世を目指して労働に励むわけではない。細菌の仕事は、多くの資源を手に入れるためのものだ。たとえば、腸にすむラクトバチルス属の細菌は、一生のうちのかなりの時間を費やして糖を乳酸に変換し、人間にとっては大変ありがたいことに、エネルギーを生み出す発酵によってビタミンKを製造している。そのほかにも、細菌は生長や増殖に必要なもろもろの仕事をするためのエネルギーを確保しなくてはならない。あなたが決まった時間に食事をすると、ラクトバチルス属細菌がそれに合わせて反応し、するべき仕事が増えるのを予期して急激に分裂し始める。つまり、仕事仲間のクローンチームを組織するというわけだ。

住まい

　私たちが自宅を心地よい空間に整えたがるように、細菌も自分たちの生息環境に目を配り、改善している。"自宅"をできるだけ安定した状態に保つために、同じ環境にすむ細菌と宿主の双方とコミュニケーションを取っている。ラクトバチルス属細菌は過酸化水素（H_2O_2）を作り、栄養を横取りするカンジダ・アルビカンスなどの細菌がいない環境を保っている。

健康管理

　細菌には自分の細胞のメンテナンスをする時間も必要だ。この手の活動としては、細胞からの老廃物の除去、DNAの修復、分裂する準備ができたときに使うタンパク質などの分子の合成がある。また、細菌はウイルス（バクテリオファージ）の攻撃を受けるので、侵入してくるウイルスのDNAを破壊することも健康維持のタスクに含まれる。

細菌の「1日」はとても短い。海にすむ細菌、シュードモナス・ナトリエゲンスの細胞1つの平均寿命はわずか10分間。これは、新しい細胞ができてからまた分裂するまでの時間だ。

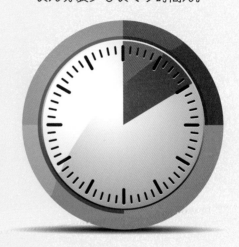

家族

　細菌の究極の目的は、自分のDNAを複製して体を分裂させることだ。1つの細胞ができることには限りがあるが、数億とはいわないまでも、数千や数万の細胞になれば、一部の個体を新しい環境に適応させ、遺伝子を存続させるだけの遺伝的多様性（28〜29ページ参照）が生まれる。分裂が最優先事項であることを考えれば、細菌の活動の大部分がこの重要な仕事の完遂に関係していることは意外でも何でもない。たとえば大腸菌は、新しい細胞を形成してからまた分裂するまでの時間のおよそ45%をゲノムのコピー作りに費やしている。さらに33%は、物理的に細胞を分裂させるための時間だ。合計すると細菌の一生の4分の3以上を占める。

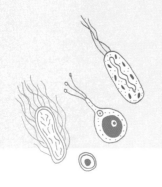

細菌の引っ越し

あなたは細菌と毎日接触している。そうした細菌のほとんどは、人間の体が提供する生息環境では生きられないので、あなたの体を（腸の場合はまさに）通り抜けていく。でも、中には大喜びですみつく細菌もいる。

理想のわが家

　人間の体はここで説明するような理由から、一部の微生物種にとって理想的な環境だ。

温度　善玉菌であれ悪玉菌であれ、ヒトに関わる細菌はみな30〜40℃の温度を理想とする傾向がある。つまり、37℃の人体は完璧な環境というわけだ。

水分　細菌の大部分は水でできている。水は細胞内で反応を起こしたり、栄養素を溶かしたり、生長したりするのに欠かせない。だから、体の汗ばみやすい場所（腋_{わき}など）や粘膜のある場所（鼻など）には大量の細菌が集まる。

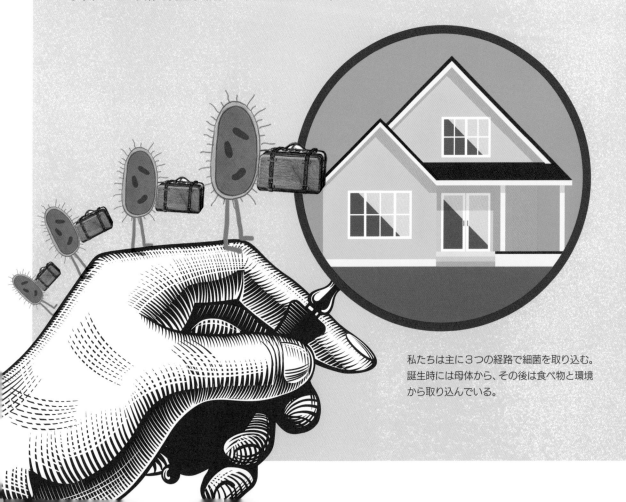

私たちは主に3つの経路で細菌を取り込む。誕生時には母体から、その後は食べ物と環境から取り込んでいる。

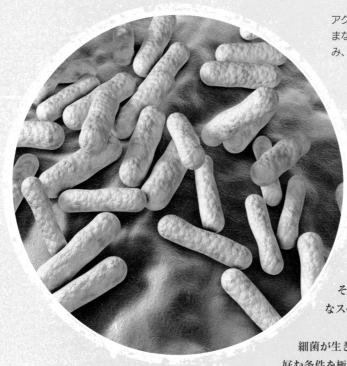

アクネ菌は皮膚にすんでいるが、酸素を好まないため、皮膚にある毛包の奥に潜り込み、皮膚腺から出る皮脂を食べている。

性嫌気性細菌）もいる。好気性細菌は、皮膚などの酸素がある場所でしか生きられない。一方、腸内には主に嫌気性細菌がすみついている。

スペース　細菌はたいてい、何かの表面に付着しているほうが増殖しやすい。そのため、微生物が栄えるには、物理的なスペースも大切な要素になる。

細菌が生きられない環境は、往々にして、細菌が好む条件を極端にしただけの環境だ。そうした極端な条件を作り出せば、細菌の増殖を防いで食品がいたまないように保存できる。たとえば、肉から水分を残らず取り除いてジャーキーにする、鶏肉を加熱してカンピロバクター属やスタフィロコッカス属などの悪玉菌を殺す、酢漬けにしてpHを下げ悪玉菌が増殖できないようにする、などの方法がある。

ちょっとしたリフォーム

微生物がある場所にすみつくと、さらにすみやすくするために少しずつ環境を変え始めることがある。たとえば、皮膚でよく見られるアクネ菌（プロピオニバクテリウム・アクネス）は、体毛や皮膚をなめらかにして保護するために皮膚腺が作る皮脂を分解する。そうしてできた脂肪酸は、アクネ菌が皮膚に付着するのを助ける。ちなみに、この脂肪酸は皮膚を弱酸性にして、膿痂疹（とびひ）などの皮膚感染症を引き起こす化膿レンサ球菌などの悪玉菌の増殖を防いでもいる。

pH　生息環境が酸性なのかアルカリ性なのかは、細胞反応に必要な酵素の働きに影響を与える。人体の大部分は比較的中性に近いpHだが、消化管は中性とはほど遠い。ビフィドバクテリウム属（ビフィズス菌）やラクトバチルス属などの腸内細菌は、過酷な酸性環境を生き抜くために、細胞内のpHを中性に保つさまざまな方法を編み出している。

栄養　あらゆる生きものの例にもれず、細菌も生きるためには栄養を必要とする。腸内細菌にとっての栄養は、たいていは繊維だ。皮膚にすむ細菌は、死んだ皮膚細胞を栄養にすることもある。

酸素の有無　一部の細菌は酸素を必要とする（好気性細菌）。酸素が毒になる細菌（嫌気性細菌）もいれば、大腸菌のようにどちらの条件でも生きられる細菌（通

体の微生物マップ

体のさまざまな部位には、環境に応じて多種多様な細菌が暮らしている。オーストラリア、北米、南極に生息する動物がそれぞれ違うように、皮膚、口腔、腸と結びついた微生物コミュニティーはそれぞれ異なっている。それどころか、オーストラリアのサンゴ礁にすむ微生物とカナダの草原にすむ微生物の違いよりも、あなたの口内にいる微生物とさほど離れていない腸にいる微生物の違いのほうが大きい。

体の部位ごとに、そこに存在する細菌の種類が違うだけでなく、種の数（豊富さ）やそれぞれの種の個体数もさまざまに異なる。たとえば、皮膚にはたくさんの種が存在しているが、細菌の総数でいえば消化管のほうがはるかに多い（種数では消化管のほうがわずかに少ない）。これは主に、皮膚は外環境にいる細菌と接触する機会が消化管よりもずっと多く、消化管内の酸性環境に耐えられる種は限られているからだ。

コミュニティーの変わりやすさもそれぞれに異なる。たとえば、手はいろいろなことをするので細菌に接触しやすいが、頻繁に洗う部位でもある。それに対して、足指の間や膝の裏のしわのような湿った部位は手ほど環境が乱されないため、微生物コミュニティーがより安定する。

資源のまわりに集まる

人間があちこちの土地に分布しているのと同様に、微生物も体中に散らばっていて、密集した「都市エリア」と閑散とした「田舎エリア」がある。特定の産業のまわりに都市ができるのと同じように、微生物も資源のまわりに集まる。細菌からすれば、皮膚の毛包と汗孔は、塩、ビタミン、アミノ酸、糖が噴き出す間欠泉のようなものだ。そのため、毛包と汗孔では細菌の密度が高くなる。

あなただけのマップ

あなたの体にいる微生物と、道ですれ違う他人の体にいる微生物を比べた場合、共通する種はわずか10％ほどかもしれない。だが、微生物が特に集まりやすい場所（足や腸など）は誰でも同じだ。ただし、微生物マップの繁華街がどこになるかは、その人の行動に関係がある。たとえば、眼鏡をかけている場合は、眼鏡がのる鼻梁に独自の細菌コミュニティーができている可能性が高い。女性の多くは、フェイスクリームを塗る場所との境目に細菌の"ネックレス"をつけている。肌に塗るもの、アクセサリー、服の素材（天然か合成か）も、それぞれの微生物マップに影響している。

顕微鏡で見ると、細菌の多くはとてもよく似ている。私たちと共生する微生物コミュニティーの違いを調べるために、科学者は細菌のDNA塩基配列を解析し、細菌ゲノムをもとに微生物マップを作っている。

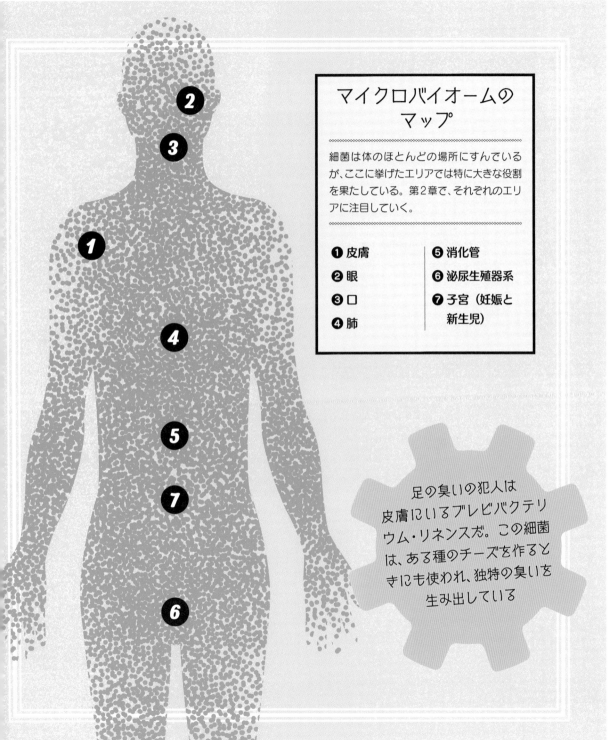

マイクロバイオームの マップ

細菌は体のほとんどの場所にすんでいるが、ここに挙げたエリアでは特に大きな役割を果たしている。第2章で、それぞれのエリアに注目していく。

❶ 皮膚

❷ 眼

❸ 口

❹ 肺

❺ 消化管

❻ 泌尿生殖器系

❼ 子宮（妊娠と新生児）

足の臭いの犯人は皮膚にいるブレビバクテリウム・リネンスだ。この細菌は、ある種のチーズを作るときにも使われ、独特の臭いを生み出している

分裂と多様性

ほかの生物と同じように、細菌も自分のDNAを次世代に伝えたいという本能的欲求を持っている。だが、細菌にはパートナーさえ必要ない。分裂と呼ばれるプロセスを通じて繁殖するからだ。1つの細胞が2つの小さい娘細胞に分かれ、分かれた細胞は親細胞とまったく同じDNAを持つ。

　分裂の準備ができると、細胞内のすべてのDNAの複製が作られる。これには、染色体以外のDNA（プラスミド）も含まれる。それぞれの娘細胞は、親から受け継いだ1本のDNAと、細胞内のタンパク質とアミノ酸を使って作られた1本の新しい相補鎖を持つ。

細菌が分裂を始めるためには、少なくとも2コピーのDNA（図の黒と青の落書きのような丸）が入るだけの大きさになる必要がある。

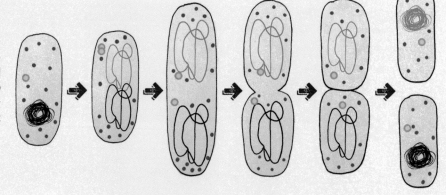

倍加時間

　細菌が分裂するのに要する時間は、細菌種、環境、使える栄養など、さまざまな要因に左右される。ある細菌集団（11ページ参照）のほとんどの個体が分裂すると、その集団は2倍になる。この増殖スピードは倍加時間や世代時間と呼ばれ、その細菌がどれだけ速く広まる可能性があるかを表していることから、細菌学の重要な指標の1つになっている。

　2つに分裂できるわけだから、細菌の世界の情事は人間よりもずっと単純で、多様性などはあまり生まれない。遺伝的クローンはすべて同じDNAを持っている。そのため、環境変化に適応する場合の長所と短所もすべて同じだ。

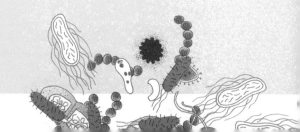

多様性を獲得する

どんな生物でも、遺伝的多様性があれば、環境の変化に適応して生き延びる可能性が高くなる。細菌はいくつかの方法で新しい遺伝物質を獲得する。新しい遺伝物質には、成功の可能性を高める有益な遺伝子が含まれているかもしれない（いないかもしれない）。

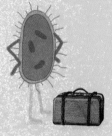

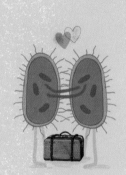

形質導入
細菌に感染するウイルスは、以前の宿主だった細菌のDNAを持っていることが多い。そのウイルスが新しい細菌に感染すると、以前の宿主のDNAが新しい宿主に注入される。

形質転換
環境中に遊離しているDNAと遭遇したとき、細胞膜を通じてそのDNAを取り込む。

接合
接合は、細菌の世界におけるセックスのようなものだ。1つの細菌（供与菌）が性線毛と呼ばれる毛のような付属器官を使って、近くにいる別の細菌（受容菌）を引き寄せる。2つの細菌が接触すると、プラスミドDNAが複製され、コピーが受容菌に受け渡される。これで、受容菌は性線毛を作る能力を手に入れ、また別の細菌にDNAを供与できるようになる。

新しいDNAの利用

獲得した新しいDNAの断片を活用するためには、もとからあるDNAに組み込まなければならない。新しいDNAは、細菌の染色体DNAに組み込まれることも、独立したプラスミドになることもある。その後の分裂時に、改訂版のゲノムがクローンの娘細胞に受け継がれる。新しいDNAにある遺伝子は、まったく役に立たない可能性もあるが、細菌に何らかの利点——高温に強くなる、特定の抗生物質に対する耐性ができるなど——を与えることもある。このDNAの移動と世代時間（1回の分裂にかかる時間）が短いことによって、細菌は急激に進化し、抗生物質耐性などの利点を持つ遺伝子を瞬く間に集団全体へ広げることができる。

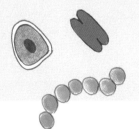

突然変異とその結果

ほかの生物の細胞と同じように、細菌の遺伝子もときとして勝手に変化する性質を持っている。これを突然変異という。生物の遺伝暗号は、よくレシピ本になぞらえられる。レシピ本の中から、細胞が必要に応じて特定のタンパク質のレシピを選んでいるわけだ。突然変異が起きると、レシピの材料が別のものに置き換わったり、場合によってはレシピが丸ごと変わったり消滅したりして、重大な影響が生じることもある。

DNAをレシピ本とするなら、遺伝子は個々のレシピにあたる。大腸菌というレシピ本には、およそ5000のレシピが掲載されていて、それぞれのレシピに特定のタンパク質の作り方が書かれている。

大腸菌の人気レシピ5000

材料

DNAのレシピ

ポイント

1. 遺伝暗号における突然変異は比較的珍しい出来事で、まったく気づかれないこともある。パンケーキのレシピで、低脂肪乳を普通の牛乳に置き換えても気づかれないのと同じだ。

2. しかし、突然変異が細菌に害をもたらすケースもある。必要な酵素を作れなくなったり、生長が遅くなったりするかもしれない。

3. 有害な突然変異を持つ細菌は生き延びられないか、突然変異していない仲間のクローンとの競争に敗れる。どちらにしても、細菌集団から淘汰される。

強力な突然変異体

　ときには突然変異が強みになることもある。たとえば、突然変異によりDNAの複製スピードが上がるかもしれないし、特定のウイルスに対する耐性が身につくかもしれない。そうした有益な突然変異は娘細胞に受け継がれる。娘細胞たちは突然変異していない細胞との競争で優位に立ち、同じ突然変異を持つクローンをさらにたくさん生み出せる。やがて、その有益な突然変異が細菌集団の中で優勢になる。

突然変異率

　自然発生的な突然変異は比較的まれな現象だ。しかも、細菌はDNAが自己複製する前にDNAの修復を行うため、突然変異の多くは細胞の品質管理に引っかかる。しかし、細菌は分裂スピードが速いので、まれにしか起きなくても、短い期間にいくつもの突然変異が積み重なれば、集団内で多くの突然変異体ができる。たとえば、黄色ブドウ球菌の1つの細胞は、ほんの10時間のうちに、300近い突然変異体を含む細胞100万個の細胞のコロニーを作ることができる。

　突然変異が発生する可能性を高める要因もいくつかある。たとえば、フリーラジカル（細胞内の通常の化学反応で生まれる反応性の高い分子）、太陽からの紫外線照射、抗生物質のような化学物質などだ。

　細菌がストレスを受けると、細胞の品質管理部門を事実上閉鎖する（少なくとも、「人手不足」の状態にする）遺伝子のスイッチが入る。その結果、突然変異率が高くなり、新しい栄養を利用できる能力など、細菌にとって有利な突然変異が起こる可能性も高くなる。しかし、環境が安定しているときには、突然変異率の高い状態はリスクが大きい。有益な突然変異よりも有害な突然変異が生じる可能性が高いのだ。そうした状況では、うまくいっているレシピを変えずに守るほうがいい。

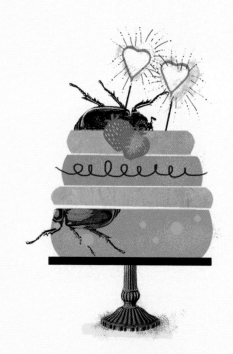

突然変異率が高くなると、際立って素晴らしいレシピが細菌集団に生まれ、一部の細菌がストレスの多い状況を生き延びる可能性が高くなる。とはいえ、突然変異の大部分は、細菌にとってはまったく役に立たない。

マイクロバイオームにいる
悪玉菌は、善玉菌よりも
突然変異率が高い傾向がある。
これはおそらく、
悪玉菌のほうが体の免疫系に
攻撃される頻度が高いからだろう。
つまり、皮肉なことに、
私たちが取り除きたい細菌ほど
抗生物質などの薬に適応する
可能性が高いということだ。

感染のプロセス

善玉菌は体内のすみやすい場所を見つける必要があるが、それは悪玉菌にとっても同じだ。そうしなければ、生長も増殖もできない。でも、善玉菌と違い、体に入り込もうとする悪玉菌は、体内にいるすべての善玉菌だけでなく、あなたの免疫系とも闘わなくてはならない。たいていは失敗に終わるが、中には防御線をうまくすり抜ける細菌もいる。

感染のスタート

　始まりは、くしゃみや握手かもしれないし、汚れたキッチンカウンターや腐りかけたサンドイッチのせいかもしれない。切り傷により、防御の最前線、つまり皮膚に穴ができることもある。ダニや蚊などの運び屋、すなわち媒介動物にかまれて、微生物だらけの唾液が血流に入り込む可能性もある。悪玉菌と接触する経路は、直接的なものも間接的なものも無数に存在するのだ。身を守ることにかけては、私たちの体は驚くほど有能だが（34〜37ページ参照）、悪玉菌は体内に入り込んで増殖して拡散するために、さまざまな武器を進化させてきた。

宿主を侵略する

　どんな侵略部隊でも大切なのは数の力だ。細菌も例外ではない。体の組織に潜入する細菌の数が多いほど、免疫系を圧倒する可能性は高くなるからだ。悪玉菌が威力を発揮するのに必要な細菌細胞の数は、細菌種によって異なる。これを感染価という。

　たとえば、赤痢菌（シゲラ・ディセンテリア）は、10〜200個ほどの細胞で赤痢を引き起こすことがで

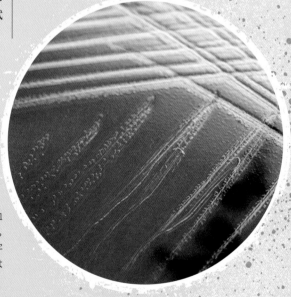

豚レンサ球菌は、人間に髄膜炎や敗血症といった深刻な病気を引き起こす。毒素を出して、動物の細胞の壁に文字どおり穴を開けて宿主を殺す細菌は多いが、豚レンサ球菌もその1つだ。

きる。一方、鶏肉による食中毒の主原因となるカンピロバクター・ジェジュニの場合、細菌の大多数は消化管内の過酷な酸性条件に耐えられないので、少なくとも1万個の細胞がなければ病気を引き起こすことはない。そうかと思うと、毒性が極めて強く、10個足らずで感染する細菌もいる。細胞1個で感染する細菌も存在するかもしれない（まだ確実に分かっているわけではないが）。たとえば、大腸菌O157:H7や結核菌などがそうだ。

病気の原因

悪玉菌が体内の組織に感染しても、実際に病気を引き起こすとは限らない。つまり、病気の症状が何も現れないまま、細菌は体の組織に首尾よく侵入（感染）するということだ。これを不顕性感染という。だが、多くの場合、感染は病気につながる。その仕組みは2つあり、1つは悪玉菌が増えて宿主の組織が圧倒され、きちんと機能できなくなってしまうケース。これは腫瘍の場合と似ている。もう1つは、細菌が毒素を使って体の細胞を直接殺してしまうケースだ。

悪玉菌が組織に感染するのは、悪玉菌の毒性と宿主の耐性とのバランスが細菌に有利なほうへ傾いたときだ。細菌の毒性とは、宿主に侵入し、防御を破り、定着後に病気を引き起こす能力ともいえる。

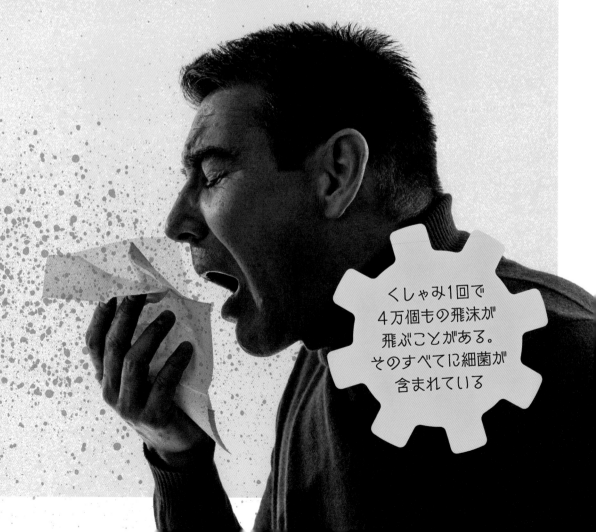

くしゃみ1回で4万個もの飛沫が飛ぶことがある。そのすべてに細菌が含まれている

免疫系

悪玉菌を発見すると、あなたの体の細胞は警報を発して防衛隊を招集する。まず、化学物質を使って局地的に免疫細胞を始動させる。そうした最前線部隊が感染を抑えられないと、重砲隊が招集される。

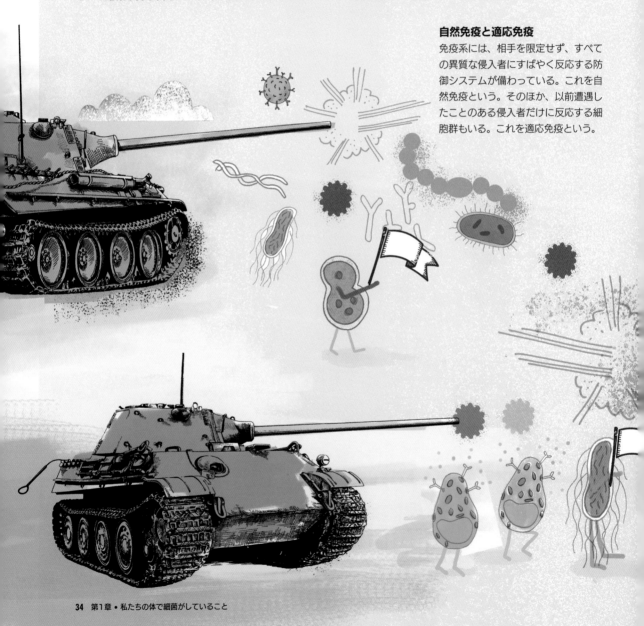

自然免疫と適応免疫

免疫系には、相手を限定せず、すべての異質な侵入者にすばやく反応する防御システムが備わっている。これを自然免疫という。そのほか、以前遭遇したことのある侵入者だけに反応する細胞群もいる。これを適応免疫という。

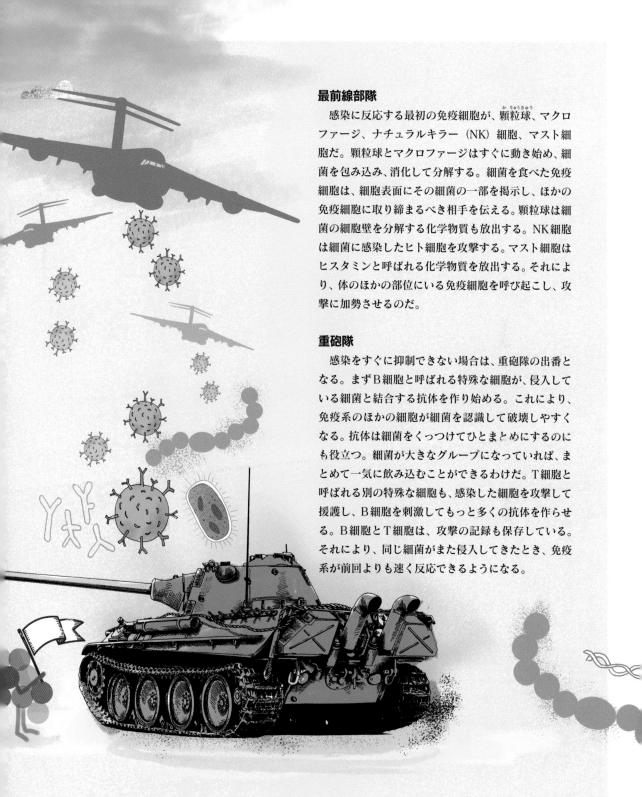

最前線部隊

感染に反応する最初の免疫細胞が、顆粒球、マクロファージ、ナチュラルキラー（NK）細胞、マスト細胞だ。顆粒球とマクロファージはすぐに動き始め、細菌を包み込み、消化して分解する。細菌を食べた免疫細胞は、細胞表面にその細菌の一部を掲示し、ほかの免疫細胞に取り締まるべき相手を伝える。顆粒球は細菌の細胞壁を分解する化学物質も放出する。NK細胞は細菌に感染したヒト細胞を攻撃する。マスト細胞はヒスタミンと呼ばれる化学物質を放出する。それにより、体のほかの部位にいる免疫細胞を呼び起こし、攻撃に加勢させるのだ。

重砲隊

感染をすぐに抑制できない場合は、重砲隊の出番となる。まずB細胞と呼ばれる特殊な細胞が、侵入している細菌と結合する抗体を作り始める。これにより、免疫系のほかの細胞が細菌を認識して破壊しやすくなる。抗体は細菌をくっつけてひとまとめにするのにも役立つ。細菌が大きなグループになっていれば、まとめて一気に飲み込むことができるわけだ。T細胞と呼ばれる別の特殊な細胞も、感染した細胞を攻撃して援護し、B細胞を刺激してもっと多くの抗体を作らせる。B細胞とT細胞は、攻撃の記録も保存している。それにより、同じ細菌がまた侵入してきたとき、免疫系が前回よりも速く反応できるようになる。

細菌の反撃

　かたや細菌も、免疫系に対抗する数々の防衛戦略を磨いてきた。変装して発見を逃れようとすることもある。たとえば、肺炎球菌（肺炎を引き起こす）は、免疫系に認識されないよう、細胞表面についているタンパク質を絶えず変化させている。これまでに、ヒトに侵入した肺炎球菌が身につける84種類の「仮装」が特定されている。免疫系を抑制し、免疫細胞の活動をスローダウンさせる細菌もいる。化膿レンサ球菌は、免疫細胞の動きを遅くして弱らせる酵素を作る。

　多くの細菌は、免疫系との闘いで妨害戦略を取っている。ヘモフィルス・インフルエンザ菌（感染症を引き起こすが、ウイルスが原因のインフルエンザとは異なる）は、抗体を分解する化学物質を出す。黄色ブドウ球菌が細胞壁からタンパク質分子を排出すると、抗体は細菌と間違えてこの分子と結合してしまう。いったん結合すると、その抗体はもう使えない。

　ほかに、免疫系から身を隠す細菌もいる。食中毒の原因となるリステリアは、免疫細胞に飲み込まれたあと、破壊をうまく免れてその細胞の中に隠れる。虫歯を引き起こすストレプトコッカス・ミュータンスは、歯のまわりに身を潜める。歯は免疫系が手を出せない場所だと考えられている。

免疫反応としての症状

　感染に伴う発熱、頭痛、炎症などは、実は感染そのものではなく、免疫系が感染に反応した結果として起きる症状だ。花粉症の人なら知っているように、ヒスタミンが放出されると、重砲隊が招集されるだけでなく、ほかの細胞のさまざまな反応も引き起こされる。たとえば、副鼻腔を覆っている細胞は、侵入してくる細菌を防ぐバリアを強化しようと、いつもより多量の粘液を作る。疲労感も免疫反応の症状だ。体が震え始め、体温が上がって発熱し、頭痛がすることもある。免疫細胞が移動しやすいよう血管が膨張するのに伴い、赤みや炎症も引き起こされる。感染症がもたらす

数々の不快な症状は、実際には細菌の攻撃に対する免疫系の反応なのだ。

敗血症

　体の免疫反応が強過ぎると、細胞の通常の機能に影響を及ぼすようになる。危険なほどの高熱、息切れ、異常な心拍などが起きることもあり、こうした反応を敗血症と呼ぶ。免疫系が感染症に対して過剰に反応すると、感染部位の炎症が健康な組織にも広がり始め、深刻な合併症が生じる。敗血症が起きることはめったにないが、すぐに治療しなければ多臓器不全につながり、死に至ることさえある。

ホメオスタシス

　ここまでは、体内に響く警報に免疫系がどう反応するかを説明してきた。一方、体の細胞どうしも化学物質を使って絶えず会話を交わし、うまく機能していることをシステム全体に伝えている。免疫系はその会話にも反応する。この性質をホメオスタシス（生体恒常性）と呼ぶ。要は、すべてのシステムのバランスを取るための仕組みだ。あなたのマイクロバイオームもそうした普段の会話に加わり、さまざまな経路を介して体と対話しながら、万事問題ないことを確認している。このコミュニケーションこそが、免疫系が善玉菌を味方と認識する大きな理由だと考えられている。つまり、いつもそこにいておしゃべりをしているが、害のない細菌だと認識しているということだ。

マクロファージは細菌を見つけると偽足（腕のような突起物）を伸ばして、細菌を捕まえる。そして細胞内に包み込み、細菌を分解する。

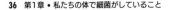

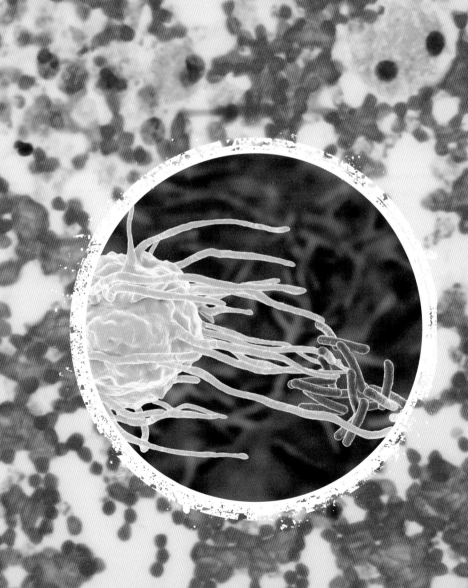

免疫系を教育する

悪玉菌のデータベースがあれば、免疫系がそれを使って予習することもできるだろう。しかし、そんなものは存在しない。体は、侵入者の正体や動き方に関する予備知識なしに、見知らぬ相手と闘う準備を整えておく必要がある。だからこそ、善玉菌は、免疫系に味方の一員であると確実に認めてもらわなければならない。

体のあらゆる細胞は、自己タンパク質という一人一人に固有のタンパク質を表面に掲示している。免疫細胞はこの自己タンパク質を使って、「自己（あなた）」に属する細胞と、有害な細菌など「非自己」の細胞を見分けている。

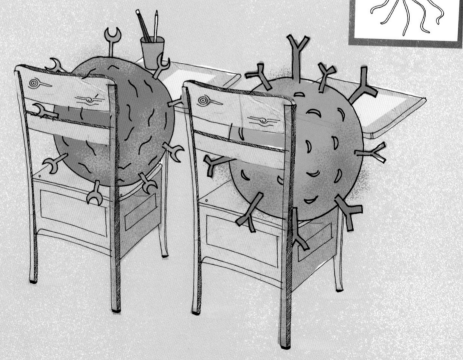

どんな細胞でも、細胞の表面に受容体と呼ばれるタンパク質が埋め込まれている。この受容体は、まわりにある別の細胞などのさまざまな分子を認識し、結合する。免疫細胞は成長するときにタンパク質をランダムに組み合わせ、新しい受容体を作り出す。この実に効率的な方法により、いつの日か免疫細胞が異質な細胞を認識するのに役立つかもしれない多くの受容体を作っている。何を修理することになるかは分からないが、とりあえず作業場に工具をそろえておくようなものだ。この方法の難点は、受容体がランダムに作られるため、自分の細胞の「自己」タンパク質を認識して結合する受容体ができる可能性があることだ。そうなると、免疫細胞があなた自身の細胞に攻撃をしかけてしまう。それを避けるために、免疫細胞の一つ一つが厳しいテストを受け、「自己」タンパク質と結合しないことを確認されている。テストに合格した細胞だけが、成熟して体に加わることを許される。不合格となった細胞は破壊される。

善玉菌の表面には、「自己」タンパク質がない。そのため、善玉菌は免疫系に自分を認識させ、攻撃しないよう教えなければならない。このトレーニングは、生まれた瞬間から、ひょっとしたらその前から始まっていると考えられている。

母乳の力

科学者は、母乳の中に存在する生きた細菌や抗体などの化合物が赤ちゃんの免疫系のトレーニングに役立っているのではないかと考えているが、その仕組みはまだはっきりしていない。母乳では、あらかじめ細菌が仕込まれた特殊な免疫細胞が見つかっている。そうした免疫細胞が、善玉菌に対する反応の仕方を赤ちゃんの免疫系に教える役割を果たしている可能性もありそうだ。

沈静作用

乳幼児の免疫系は、大人の免疫系よりも反応性が低い。まだ世界にさらされておらず、過去に経験した病気の記憶がないからだ。そうした未成熟な免疫系のおかげで、細菌が定着し、免疫系とマイクロバイオームが一緒に成熟・発達していくことができる。最初に入植した細菌の作る抗炎症性化学物質と、腸内の特殊な細胞が免疫系を落ち着かせているのだと考えられている。成長の最中に免疫系があらゆるものに反応していたら、大騒動となり、本当に有害な細菌を見逃してしまうかもしれない。

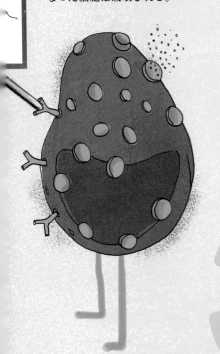

免疫系の反応性が
低いため、
乳幼児は大人よりも
感染症に
かかりやすい

アレルギーと自己免疫疾患

体内にいるまったく無害なタンパク質も、免疫系から「悪者」と認識され、不当な攻撃を受けることがある。ピーナッツのタンパク質など、ほとんどの人にとっては無害なタンパク質を免疫細胞が攻撃する現象を、アレルギーと呼ぶ。免疫細胞があなた自身の細胞を攻撃すると、自己免疫疾患につながる。アレルギーと自己免疫疾患は、どちらも遺伝と環境の影響を受けると考えられているが、人体にすむ細菌もひと役買っているかもしれない。

アレルギーと自己免疫疾患は、免疫系が過剰反応して無害なタンパク質を攻撃することで起きる。だが、免疫系の反応が（弱まっていたり抑制されたりして）不足していても、うまく働かない。ちょうどよくなければいけないのだ。

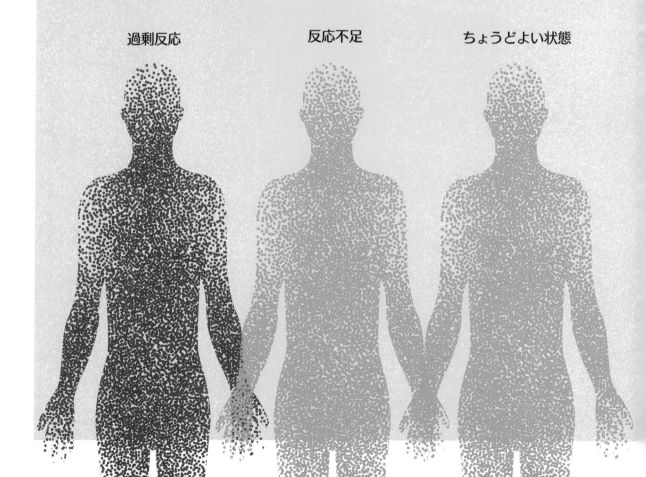

過剰反応　　　　　　　反応不足　　　　　　ちょうどよい状態

常在菌の役割は？

　これまでの研究で、アレルギーや自己免疫疾患と細菌との間に明確なつながりがあることは分かっている。とはいえ、その詳しい仕組みはいまだ研究中だ。アレルギー、喘息、自己免疫疾患を起こしやすくする要因とされるものはたくさんあるが、免疫系の発達の途中で細菌にさらされることもその1つだ。だが、そうした条件の発達（もしくは予防）に関して善玉菌が果たしている役割は、明らかになっていない。どうやら、子どもが2歳までに投与される抗生物質の量も関連しており、抗生物質の量が多いほどアレルギーになる確率が高くなるようだ。アレルギー持ちの人では、腸内細菌の構成がほかの人と違う傾向があり、バクテロイデス属やラクトバチルス属の善玉菌の割合が小さいことが多い。

バランスの回復

　科学者はパズルのさまざまなピースを試しながら謎を解明しようとしているが、研究結果を見ると、どうやら善玉菌が免疫系のバランスを保っているといえそうだ。正反対な陰陽が互いに補い合うように、免疫系にも炎症細胞と制御性細胞がいる。免疫細胞の中には、炎症を引き起こすサイトカインを放出するもの（パーティー好き）もいれば、制御作用を持ち、寛容性を保つのを助けているもの（禁酒主義者）もいる。腸内の善玉菌の存在は、未成熟の免疫細胞を刺激し、パーティーより禁酒に向かうよう促していると思われる。おかげで、免疫系がより寛容になり、不当な攻撃を起こしにくくなるというわけだ。

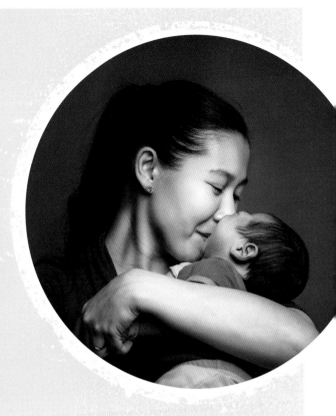

帝王切開で生まれた子どもは、
卵や牛乳のタンパク質に対する
アレルギーを起こす確率が2倍になる。
これは、出産時にさらされる
（もしくはさらされない）微生物が
原因になっている可能性がある。
アレルギー、喘息、自己免疫疾患を
抱える人の割合は、
過去50年で着実に増えている。
その理由をめぐり、
激しい論争が繰り広げられているが、
有力な説の1つは、細菌と人間の関係が
過去50年で劇的に変わった
という事実に基づくものだ。

年齢とともに移り変わる細菌

細菌の獲得は、あなたが生まれた瞬間から始まる。もしかしたら、子宮にいるときからかもしれない。3歳になるまでに、子どもは善玉菌の安定したコミュニティーを発達させる。生長するにつれ、思春期や妊娠や病気といった人生の節目には、一時的であれ、その細菌コミュニティーに変化が生じる。その後、人生の後半にさしかかると、またマイクロバイオームが変わり始める。

安定したコミュニティー

　健康な大人のマイクロバイオームは、とても安定している。誰かと数日、数週間、あるいは数年をともに暮らし、その関係を通じて新しい細菌種にさらされるにもかかわらず、マイクロバイオームはほとんど変化しないこともあるほどだ。安定した細菌コミュニティーは、病気や一時的な抗生物質の投与のような、短期から中期にわたるちょっとした乱れに耐える力を持っている。マイクロバイオームは、種の構成が一定に保たれて根づいた原生林のようなものだ。ただし、成熟した森がそうであるように、細菌のコミュニティーがしっかり定着するまでには多少の時間がかかる。

新生児

　赤ちゃんがどこで、どのようにこの世に生まれ出るかによって、その子が最初に接触する細菌種は異なる（132〜133ページ参照）。たとえば、自然分娩か帝王切開かによって、最初に触れる細菌は異なるだろう。それは膣内の細菌かもしれないし、肌の細菌かもしれない。不衛生な条件で生まれれば、それも赤ちゃんに最初にすみつく細菌種に影響を与える。たとえば、サハラ以南のアフリカの新生児は、先進国の新生児と比べて、生後1カ月以内に感染症にかかる確率が30倍にもなる。

　赤ちゃんの細菌コミュニティーは急激に変化するものの、それほど多様というわけではない。それは、最初の食事であるミルクが多様ではないからだ。赤ちゃんの腸には、乳幼児の健康な発達に欠かせない葉酸（ビタミンB9）をミルクから作る細菌が多数存在する。

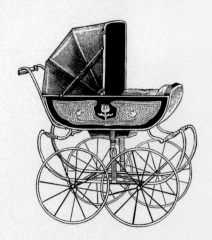

乳児から幼児へと成長するにつれ、マイクロバイオームも発達していく。それは、新しくできた島に動植物がすみつき、やがて多様な生態系に育っていく過程と似ている。

幼児期

　よちよち歩き出すようになると、活発に動き回るうえ、好奇心も強いので、幼児は赤ちゃんよりもはるかに多くの細菌にさらされる。接触する細菌のタイプは、居住する場所によって変わる（166～167ページ参照）。子どもが成長するにつれて、マイクロバイオームのコミュニティーは多様化し始める。幼児は食生活も多様になり、ビタミン、ミネラルといった微量栄養素の大部分を食品から摂取するようになる。乳児と違い、幼児は葉酸のほとんどを食事から取るので、腸内の細菌は、葉酸の生産者から、食べ物に含まれる葉酸を効率的に集める収穫者に変わる。

　3歳未満の子どもの腸内細菌は、ほんの1週間の間に大きく変動する。その変化は健康な大人2人の腸内細菌の違い（ものすごく大きな違いだ）よりも大きい。子どもの腸内細菌が大人の腸にいるものと似てくると、細菌コミュニティーは安定し始める。

児童期

　子どものマイクロバイオームは病気にかかると若干変動するが、それ以外は、年を取って腸内に変化が起きるまでは安定している。

3歳を過ぎるとマイクロバイオームは安定し始め、大人になってもそのまま維持される。そのため、ごく幼いうちから健康なマイクロバイオームの形成を促すことが大切だ。

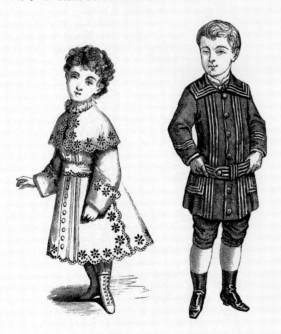
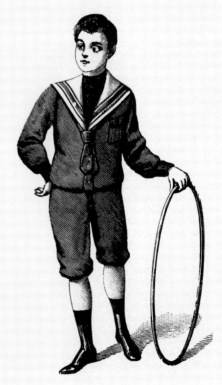

思春期

　10代になり思春期を迎えると、皮膚にいる細菌はホルモンの影響を受ける。思春期にはホルモンが急増し、皮膚の腺が刺激されて、皮脂と呼ばれるロウのような物質が大量に作られる。この皮脂のおかげで、肌がなめらかになるのだが、アクネ菌にとっても潤沢な資源となる。アクネ菌は、皮膚で最もよく見られる細菌だ（65ページ参照）。

成人期

　成人のマイクロバイオームはしっかり確立され、比較的安定した状態に保たれる。病気のほか、食事、睡眠サイクル、運動といったライフスタイルの要素もマイクロバイオームに影響を与える（156〜157ページ参照）。人生の大きな出来事が影響を及ぼすこともある。たとえば、女性が妊娠すると、膣内にすむ細菌が変化し、一部の細菌種が多くなる。その増えた細菌種が、のちに新生児でのコロニー形成に貢献することになる。

老年に向かって

　年を取ると、さらなる変化が起きる。体の細胞を簡単に再生できなくなり、ホルモンが変化し、髪が薄くなり、食べ物の消化が遅くなる。体の活動レベルも低下するかもしれない。そうなると、善玉菌の生息環境も変化する。たとえば、年を取ると皮膚は乾燥して薄くなり、弾力を失う一方、毛穴の密度が低くなる。その結果、プロピオニバクテリウム属細菌が減り、ほかの細菌がすみつく余地ができる。プロピオニバクテリウム属細菌の減少が皮膚の老化の一因になっているかどうかは、まだ分かっていない。未来のしわ防止クリームには善玉菌が含まれる可能性もある。

年とともに皮膚で起きる変化は、少しずつ進む。マイクロバイオームの変化も同じだ。ある朝、目が覚めたらしわだらけになっていたりはしない。

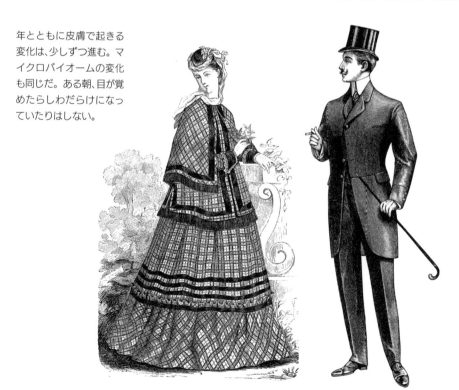

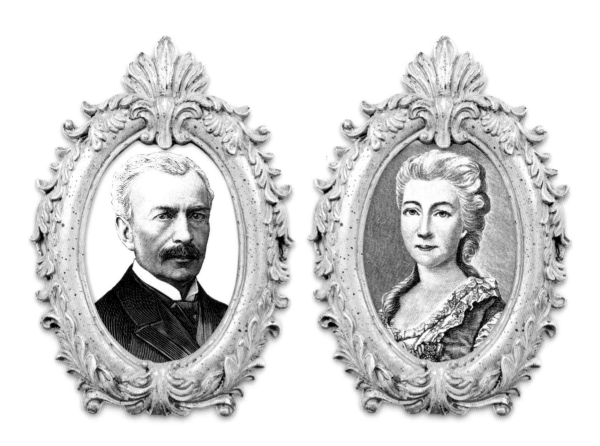

　高齢になると腸内環境も変化する。消化に時間がか
かるし、特定の食べ物がかみにくくなると食の好みも
変わる。そうした環境の変化は、腸内細菌にも変化を
もたらす。たとえば、大腸菌が優勢になる一方で、と
ても有益なバクテロイデス属やビフィドバクテリウ
ム属の細菌が少なくなる。高齢者に起こる腸内細菌種
の変化は、年とともに免疫系の寛容性が低下すること
に関係している可能性があり、それについては目下、
科学的な研究が進められている。免疫系の働きによる
慢性的な炎症は、老化に伴う多くの不快な症状の原因
になっており、インフラメージングと呼ばれている。

65歳を越えると、
一般に細菌種の数が
少なくなる
（細菌の数は必ずしも
減らない）

抗生物質

科学者が「抗生物質」という語を生み出すよりもはるか昔、そして顕微鏡が発明されて人間がその目で細菌を見られるようになるずっと前から、人々は抗生物質を使って細菌を殺していた。

抗生物質とは、細菌の増殖を遅くしたり止めたりする物質の総称だ。そうした物質は、微生物からパンダまであらゆる種類の生物が、有害な細菌から身を守るために作っている（174〜175ページ参照）。人間は生まれつき抗生物質を作るのが得意ではないので、科学者は自然界で見つかる抗生物質を特定して分離し、悪玉菌との闘いに役立つ薬を開発してきた。

抗生物質が効く仕組み

抗生物質は、体の細胞に影響を与えることなく細菌の増殖を妨害することで機能する。抗生物質の標的は、細菌に固有の細胞プロセスや構成要素だ。たとえば、ペニシリンは細菌が細胞壁を作るのを妨げ、分裂しようとすると破裂するように仕向ける。ヒトをはじめとする動物の細胞には細胞壁がないため、人体には影響しない。

抗生物質の投与

体に備わっている機能だけでは闘えないほど細菌感染がひどくなったときには、医師が抗生物質を処方する。その場合は、できる限り標的の悪玉菌にだけ効く抗生物質が選ばれる。また、細菌を殺すのに必要な最小量が処方される。これは善玉菌が受けるダメージを最小限に抑えるためだ。たとえば、尿路感染症なら3日間の投与ですむかもしれないが、敗血症では7〜10日間の投与が必要になることもある。

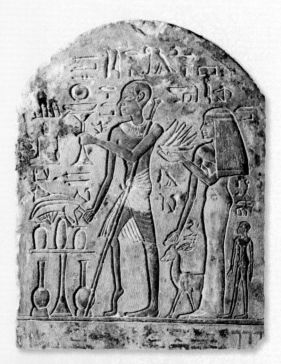

古代エジプト人は、パンで増殖している真菌の作るペニシリンが傷の治癒に役立っているとは知らないまま、カビの生えたパンを傷に貼っていた。

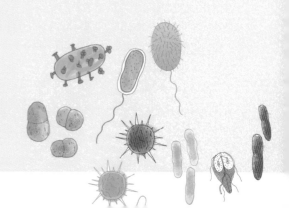

生き残った細菌

　抗生物質を飲み始めると、悪玉菌の大部分は数時間のうちに死滅する。この時点で、あなたの具合はよくなり、薬を飲むのをやめたい誘惑に駆られるかもしれない。でも、一部の悪玉菌はまだ体内で生きている。細菌の中には、抗生物質が効きにくいものもいるからだ。そうした細菌を「持続生残菌」という。抗生物質を最後まで飲みきらないと、持続生残菌が生き延び、増殖して感染の第2波を引き起こすかもしれない。この第2波は、最初の感染よりも治療が難しくなる可能性がある。というのも、細菌のほとんどが持続生残菌の子孫で、抗生物質に耐えるのを可能にした形質を受け継いでいるからだ。持続生残菌の中には、遺伝子の導入（28～29ページ参照）や突然変異（30～31ページ参照）を通じて遺伝的形質や身体的形質を獲得し、抗生物質に対する耐性を身につけたものもいる。

そうした形質を薬剤耐性因子という。この形質はほかの細菌に受け渡せるため、複数の抗生物質に対する耐性を持つ「スーパーバグ」（172～173ページ参照）の進化につながることがある。

　抗生物質を最後まで飲みきらないと耐性菌の割合が増えると、長年にわたり考えられてきた。ところが、最近の研究結果から、それを裏づける証拠はないと主張する科学者もいる。その説によれば、一部の細菌感染症では、むしろ長期間にわたり抗生物質にさらされるほうが耐性菌のできるリスクが高くなる可能性があるという。

　これは複雑な話で、今もなお新しい発見がなされている。とはいえ、抗生物質の処方を受ける人がどうすればいいかは、はっきりしている。かかりつけの医師の指示に従い、疑問があるなら質問することだ。

フレミングの思いがけない発見

　医師で生物学者、薬理学者、植物学者でもあるアレクサンダー・フレミングがペニシリンを発見したのは、まったくの偶然からだった。1928年、家族と過ごした短い休暇から帰宅したフレミングは、研究用の黄色ブドウ球菌を培養していたペトリ皿がカビに汚染されていることに気づいた（フレミングの研究室は散らかっていることで有名だった）。カビが生えているところでは細菌はまったく増殖しておらず、しかもカビの近くでも細菌は増えていなかった。カビに最も近いコロニーは、カビから遠いコロニーよりもはるかに小さかった。このペニシリウム・ノタトゥムと呼ばれるカビが作る抗菌物質こそがペニシリンだ。

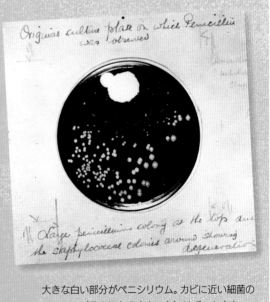

大きな白い部分がペニシリウム。カビに近い細菌のコロニー（そのほかの小さい丸）はずっと小さい。

ヒトマイクロバイオーム・プロジェクト

科学者がヒト全ゲノムの塩基配列解読に成功した2003年、別のゲノム塩基配列に対する関心に火がついた。それがヒトと共生する微生物のゲノム塩基配列だ。その時点で、ヒトの健康と健全なマイクロバイオームとのつながりを示す証拠は集まっていたが、「健全なマイクロバイオームとは何か」を定義した人はいなかった。

科学者たちは、ヒトマイクロバイオームの参照データベースを主な情報源として利用している。庭の餌台によく来る鳥の種類を野鳥図鑑で調べるようなものだ。2008年、米国立衛生研究所が主導するヒトマイクロバイオーム・プロジェクトが始動した。このプロジェクトでは、男性129人の15の身体部位、女性113人の18の身体部位から細菌が採取された。参加者はすべて米国人で、全員が健康の厳しい基準を満たしている。口の標本は全部で9のエリア（唾液、頬、歯茎、口蓋、扁桃、のど、舌、歯の歯肉線より下の部分と上の部分）から集められた。皮膚の標本は、左右の耳の裏、肘の内側の2カ所の計4カ所で採取された。腸内細菌については便を採取し、鼻孔の標本も綿棒を使って集めた。女性はさらに膣内の3カ所の標本も提供している。最終的に分析された標本の数は4788個に上った。

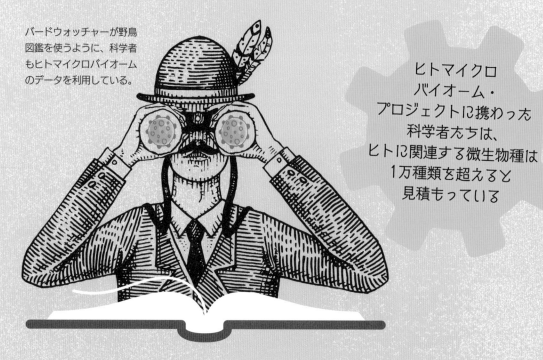

バードウォッチャーが野鳥図鑑を使うように、科学者もヒトマイクロバイオームのデータを利用している。

ヒトマイクロバイオーム・プロジェクトに携わった科学者たちは、ヒトに関連する微生物種は1万種類を超えると見積もっている

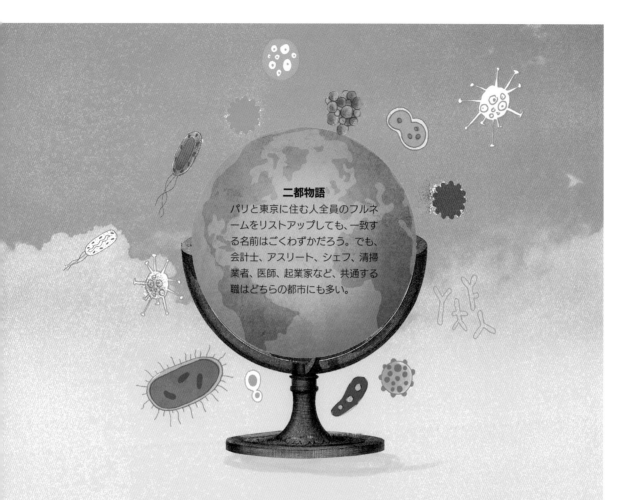

二都物語
パリと東京に住む人全員のフルネームをリストアップしても、一致する名前はごくわずかだろう。でも、会計士、アスリート、シェフ、清掃業者、医師、起業家など、共通する職はどちらの都市にも多い。

多様性

　科学者が注目した主なポイントの1つが多様性だった。つまり細菌種数とそれぞれの細菌種の量、そして同じ人の異なる身体部位で細菌の多様性が変わるかどうかだ。また、異なる人の同じ部位から集めた細菌の多様性が同じかどうかも研究された。たとえば、参加者の鼻孔にいる細菌種はみな同じなのだろうか。調査の結果、最も多様な細菌がいるのは唾液であることが分かった。どの人においても、唾液で見つかる細菌種の数は、標本を採取した部位の中で最も多かった。また、唾液にすむ細菌種は多くの人で共通していた。つまり、個人間の多様性はそれほど高くないということだ。それに対して、皮膚にすむ細菌は人によっ

て大きく違っていたが、同じ人の体での多様性は控えめだった。

　人体のすべての生息環境にいる細菌種や、すべての人に関連する細菌種は、1つたりとも見つからなかった。つまり多様性が極めて高いことになり、この結果は、マイクロバイオームが人によってどれほど違うかをありありと示している。

　さらに、微生物の種類ではなく、その微生物がどんな働きをしているかも調べられた。その結果、微生物種の構成はまったく異なるにもかかわらず、たとえば腸内で炭水化物を分解できる微生物種の数はどの人でもほぼ同じであることが分かった。

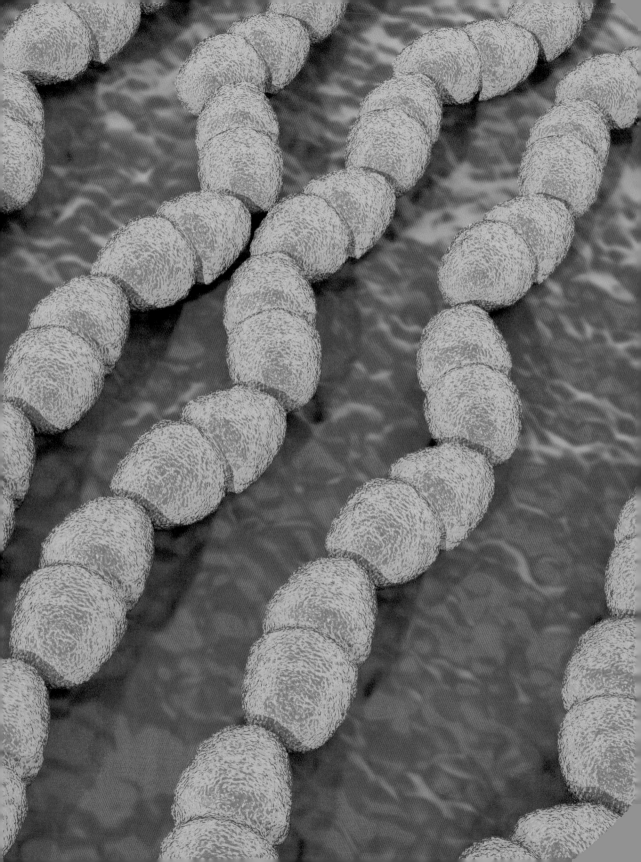

第 2 章

ヒトマイクロバイオームの分布地図

　私たちの体の外側でも内側でも、その表面の曲線やひだが、多様な細菌コミュニティーに豊かな生息環境を提供している。どんな人の体にもヒト細胞に劣らぬ数の細菌がいるが、まったく同じ細菌構成を持つ人は2人といない。どのような細菌がすんでいるかは、部位によっても変わる。特定の部位でよく見られる細菌種はいるものの、注目すべきは、それぞれの細菌がどんな仕事をし、私たちの生活や生命にどんな影響を与えているかということだ。

　この章では、私たちの体に暮らす細菌について理解を深め、善玉菌を強くして悪玉菌を抑える方法を紹介する。細菌は体のあらゆる場所にすみついているが、本書では、常に外の世界にさらされている部位（皮膚、眼、口）と、重要な機能を担う部位（肺、消化管、泌尿生殖器系）に的を絞っている。また、妊娠と出産に関わる細菌にも注目し、人生の最高のスタートを切れるように赤ちゃんのマイクロバイオームを整える方法を考えていく。

エンテロコッカス・フェカリス

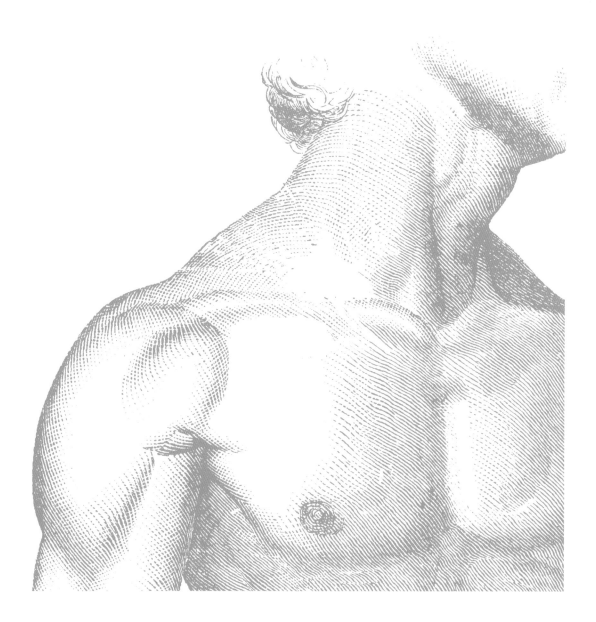

皮膚

　皮膚はヒトの体で最も大きな器官だ。皮膚にはさまざまな細菌がすみついているが、ほとんどは無害で、有益なものさえある。中には病原性細菌もいるが、皮膚の健康に関していえば、天秤は善玉菌に有利なほうに傾くと、科学者たちは考えている。

細菌は皮膚のどこで、どんなふうに暮らしているのか

前腕が涼しくて乾燥した砂漠ならば、腋（わき）の下は湿ったジャングル、顔や背中は産油地帯だろうか。皮膚は、このようにさまざまな生息環境を細菌に提供している。皮膚の大部分は空気にさらされており、そこでは酸素を好む好気性細菌がよく育つ。汗腺のような奥まったエリアには、酸素を嫌う嫌気性細菌が隠れている。その一例が、ニキビの原因となるアクネ菌だ。

皮膚の表面には数え切れないほどの細菌が生息している。2008年に実施されたマイクロバイオーム研究では、51人の健康な人の手のひらで合計4742種類の細菌種が見つかり、1つの手のひらに共存する細菌種は平均158種類だった。最も多いのはスタフィロコッカス属とプロピオニバクテリウム属の細菌で、それぞれに属する無数のタイプの細菌が皮膚にすみついている。

皮膚の構造

人体を構成する器官や組織は、外の世界にさらすには複雑過ぎる。それらを包み込む皮膚は、表皮、真皮、脂肪層という3つの層でできている。細菌の中には、いちばん外側の表皮にすむものもいるが、多くは直接または間接的に真皮にある汗腺と結びついている。汗腺は腋、生殖器周辺、乳首、へそに集中している。同じく真皮にある毛包は、皮膚表面のすぐ下のエリアにいる細菌のお気に入りのすみかとなっている。

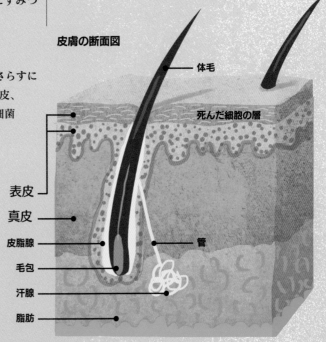

皮膚の断面図

- 体毛
- 死んだ細胞の層
- 表皮
- 真皮
- 皮脂腺
- 毛包
- 汗腺
- 脂肪
- 管

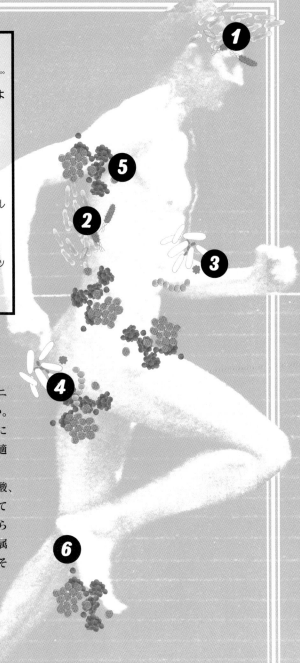

皮膚の細菌

皮膚にすむ細菌の種類は、以下のような生息環境によって異なる。

脂っぽい場所 額❶、背中❷など。
アクネ菌などのプロピオニバクテリウム属細菌。

乾燥した場所（最も多様性が高い） 前腕❸、尻❹など。
アクチノバクテリア門、プロテオバクテリア門、フィルミクテス門、バクテロイデス門の細菌。

湿った場所 腋❺、股間、へそ、足の裏❻など。
表皮ブドウ球菌や黄色ブドウ球菌などスタフィロコッカス属やコリネバクテリウム属の細菌。

細菌を養う

　通常、皮膚の表面は酸性であるため、プロピオニバクテリウム属などの片利共生菌が付着しやすい。塩濃度が高いことも、そうした環境で生長するように進化してきたスタフィロコッカス属などの細菌に適している。

　皮膚腺の分泌物には、尿素、アミノ酸、塩、乳酸、脂質など、細菌の栄養となるものがたっぷり含まれている。顔と背中では、このエリアに密集する毛穴から分泌される脂肪を食べるプロピオニバクテリウム属細菌が権勢をふるっている。一方、前腕や肘では、それよりもはるかに多様なコミュニティーが暮らしている。へそ、腋、股間の湿ったエリアでは、汗に含まれる窒素を餌にするコリネバクテリウム属細菌が多数派を占める。

愛の共有

　私たちの皮膚は生まれた瞬間から細菌を呼び寄せ（132〜133ページ参照）、その細菌の構成は一生を通じて変わり続ける。私たちの体験するあらゆる接触（ほかの物体であれ、空気であれ）は、細菌を迎え入れる機会になる。1回の接触だけでも十分だ。アムステルダムにある世界初の微生物博物館マイクロピアには、「キスメーター」なるものがある。1組のカップルがハート形の台の上でキスを交わすと、どれだけたくさんの細菌を交換したかが分かるというアトラクションだ。

　密接に触れ合いながら暮らしている人たちは、よく似た細菌コミュニティーをすまわせていることが多い。皮膚の細菌なら、1回の接触だけで十分だ。同じキッチンを使っている学生どうしは、別の家に住んでいる友だちよりも多くの皮膚細菌を共有している。接触がすべてを決めるのだ。

握手は細菌が人から人へ移動する主な経路の1つだ。手をよく洗うと、この経路での移動を最小限に抑えられる。

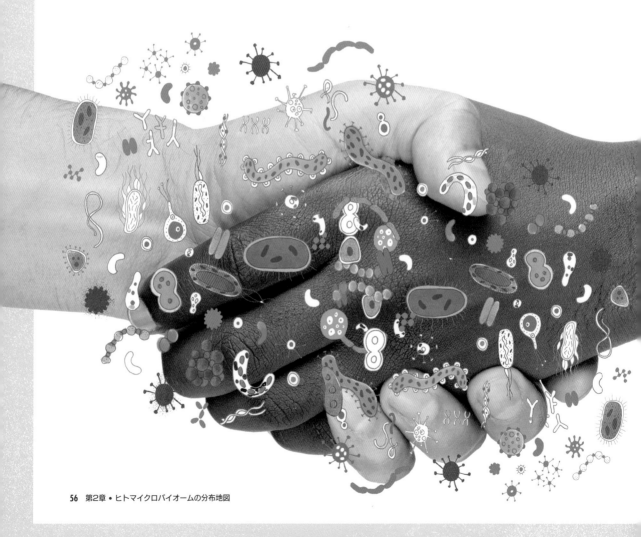

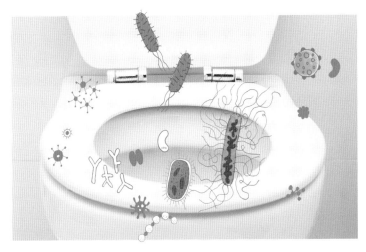

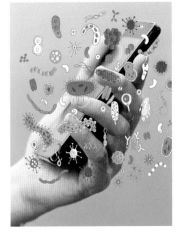

意外なことだが、私たちが接触するさまざまな表面のうち、最も不潔なのはトイレの便座ではない。たぶん定期的に掃除されているためだろう。むしろパソコンのキーボードよりきれいなくらいだ。そして、最も不潔なのは携帯電話である。

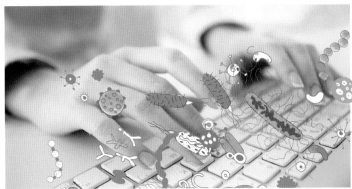

美容室とネイルサロン

　細菌に人気のスポットとして、髪と爪も忘れてはならない。どちらもケラチンと呼ばれる死んだ細胞からなる物質でできているが、櫛（くし）や爪切りの表面には生きた細菌の世界が成立している。

　髪自体は死んだ物質かもしれないが、その表面では多くの細菌が増殖している。そして、髪の毛はあらゆるところに入り込む。法医学者は昔から、髪の毛の標本を犯罪の証拠として使ってきたが、今はさらに一歩先へ進もうとしている。2014年の研究では、髪に付着する細菌のDNA鑑定は科学捜査の貴重な新手段になりうることが示された。

　爪には、手全体と同種類の細菌がすんでいる。ただし、その数ははるかに多い。爪の下は細菌が暮らすのにうってつけの環境だ。爪を構成する硬いケラチンに守られているうえ、適度な水分もある。

　次のネイルサロンの予約を考え直したくなるような話をしよう。1989年の研究によると、つけ爪をしている看護師は、マニキュアを塗っていない看護師はもちろん、マニキュアを塗っている爪と比べても、はるかに多くの細菌を保有していることが分かった。その一因はつけ爪の長さにある。つけ爪により増えた細菌のうち、有害なものは一部だったが、短く切ってよく洗った爪のほうが衛生的なことは間違いない。

皮膚の前線を破る

皮膚には、細菌性の感染症を防ぐ非常に効率的な天然のバリアが備わっている。物理的なバリアだけでなく、細菌集団そのものが第2の「皮膚」を構成しているバリアもある。そうした細菌は、何もいなければ病原性細菌に侵入されるかもしれないスペースを占めているだけだ。細菌が原因の皮膚疾患は推定1%にすぎないが、細菌が皮膚を突破すると、皮膚の奥や体のさらに奥深くで感染症を引き起こすことがある。皮膚感染の原因となる主な細菌は、スタフィロコッカス属とストレプトコッカス属の細菌だ。とはいえ、これらの中には表皮ブドウ球菌のように役に立つものもある（66ページ参照）。

細菌感染症にかかるのは、皮膚が切り傷などの損傷を受けたときか、皮膚炎、湿疹、乾癬などの皮膚疾患によって皮膚のバリアが弱くなっているときだ。皮膚の物理的バリアが破られると、免疫系が動き出す（34ページ参照）。

細菌による皮膚疾患は、皮膚だけに限定されているなら、必ずしも命に関わるものではないが、発熱、悪寒などの全身症状を伴うこともある。そして、ごくごくありふれた疾患でもある。最近の調査によれば、世界で最も多い疾患トップ10に入る3つの皮膚疾患のうち、1つがニキビだという。膿痂疹（とびひ）もいい勝負だ。黄色ブドウ球菌が引き起こす膿痂疹は赤いただれや水ぶくれができる疾患で、黄色いかさぶたになることが多く、たいていは顔にできる。未就学児によく見られる病気だ。

皮膚の奥深くへ

皮膚感染は、ニキビやとびひのように、皮膚のいちばん外側の層である表皮だけで終わることもある。ただし、蜂窩織炎のようなより深刻な感染症では、真皮などのさらに深い層に細菌が入り込む場合もある。ごくまれなケースでは、化膿レンサ球菌（86ページ参照）などの細菌が急速に侵入し、皮膚の最下層を破壊して壊死性筋膜炎を引き起こすこともある。そうなると、死んだ体軟組織で肉食細菌が増殖し、身の毛もよだつ事態につながる。

皮膚は全身感染症を知らせる窓口でもある。その一例が、髄膜炎菌性敗血症に伴う発疹で、ガラス板で圧迫しても赤みが消えないのが特徴だ。赤みが消えない場合は、早急に治療を要する。

細菌が皮膚の切り傷に感染すると、感染と闘うため白血球が血流から皮膚へ移動する。

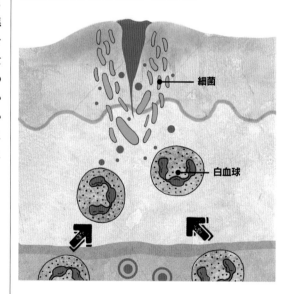

細菌

白血球

レンサ球菌（右ページ）

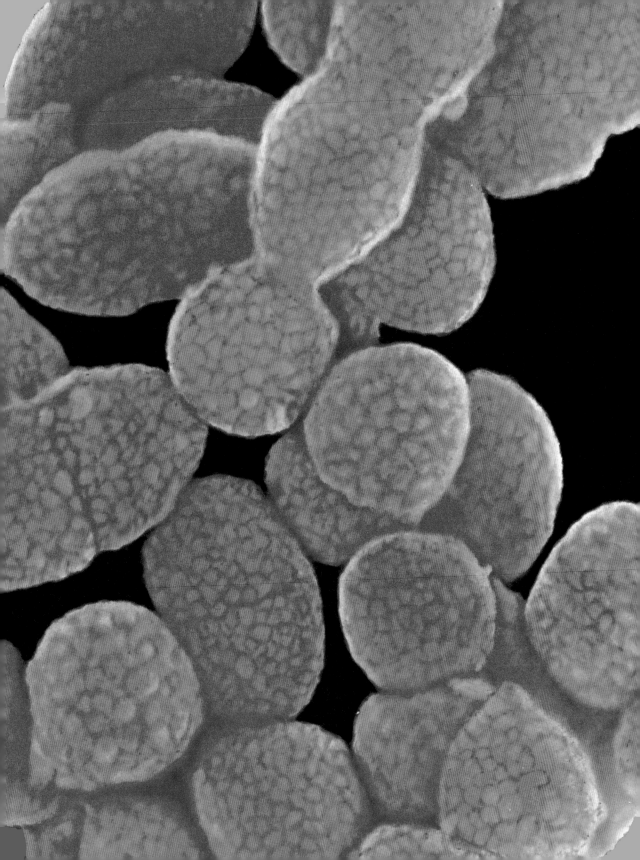

ニキビ

　ティーンエイジャーのニキビは、最初は小さな吹き出物として現れる。これができるのは、汗を作る皮膚の毛穴や毛包の周囲に皮脂や死んだ皮膚細胞がつまったときだ。そうした隠れた隙間に嫌気性細菌のアクネ菌が潜り込み、赤く腫れたニキビに重症化することがある。特に、皮膚が酸性化し過ぎていると悪化しやすい。

　ところが、ことはそれほど単純ではない。アクネ菌はニキビに関係する唯一の細菌というわけではなく、健康な皮膚にもすんでいる。では何がニキビを引き起こすのか、正確なところはまだ分かっていないが、何らかの外的要因によりバランスが崩れたときに発生すると考えられている。たとえば、ニキビ患者には免疫細胞が多く、活性も高い。また、ニキビは産業化の進んだ国で多く見られ、大人になってできることも珍しくない。

　食生活も、少なくとも部分的には関係している可能性がある。パプアニューギニア沖に浮かぶキタバ島の人々はニキビに縁がない。その理由は、旧石器時代から受け継ぐ伝統的な食生活にあると見られている。この島の食事はヤムイモやサツマイモなどGI値（食後血糖値の上昇の度合いを示す指数）が低い野菜、オメガ3脂肪酸が豊富に取れるマグロや魚卵が中心で、乳製品はほとんど取らない。この事実は、ニキビ対策として食生活を改善するヒントになるかもしれない。

　抗生物質はニキビに有効だが、おそらくその効果は、免疫系全体に対する全身的な作用によるものだろう。ニキビは慢性的な炎症の一部で、アクネ菌などの皮膚細菌に過剰反応する免疫系が関わっている可能性もある。1種類の抗生物質や細菌の働きだけで決まるのではなく、誰が誰の隙を狙っているのか、互いにどう関係しているのか、それぞれの関係に満足しているのか、といった要素に左右される。皮膚細菌のバランスの乱れは、私たちの皮膚の健康にとってもよいことではない。

細菌の戦術

　皮膚細菌の多くは、私たちの免疫反応をすり抜ける戦術を磨いてきた。たとえば黄色ブドウ球菌は、皮膚に侵入すると血液凝固プロセスに割り込み、凝固した血液の内側にうまく潜り込んで、免疫系から身を隠す。化膿レンサ球菌は、抗体の重要な結合部を壊す2つの酵素を作り、抗体を役立たずにして免疫系の力を弱める。化膿レンサ球菌による感染症の治療法として、その酵素を標的にする方法が研究されている。

健康な毛包と毛穴　　　**皮脂と死んだ皮膚**

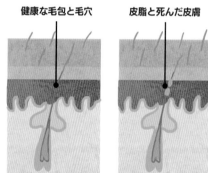

細菌の感染と炎症　　　**ニキビ**

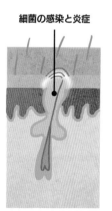
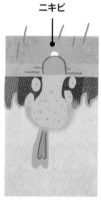

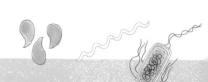

移動する細菌

皮膚にすむ細菌の多くは、皮膚表面では無害でも、体内に入ると問題を引き起こす。たとえば、表皮ブドウ球菌は皮膚においてはごくありふれた片利共生菌だが、カテーテルや心臓弁などの医療器具を介した院内感染を引き起こす細菌でもある。この細菌は器具の上でバイオフィルムを形成し、免疫系や抗生物質から身を守る。表皮ブドウ球菌は抗生物質への耐性を高めつつあり、抗生物質耐性遺伝子の"貯蔵庫"になっているようだ。そうした遺伝子は、近縁種の（ただし、より毒性が強い）黄色ブドウ球菌に受け渡される可能性がある。

現代的な食事に比べ、伝統的な地中海式の食事は、有害なフリーラジカルを取り除く抗酸化物質を摂取することができる。また、繊維に飢えた腸内細菌が活性化されて、皮膚が健康になる。

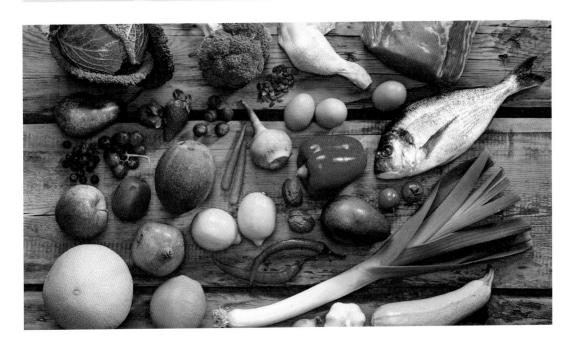

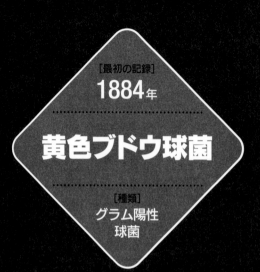

［最初の記録］
1884年

黄色ブドウ球菌

［種類］
グラム陽性球菌

ヒト白血球の攻撃を逃れようとする黄色ブドウ球菌（右ページ）。

どんな細菌？

皮膚にすむスタフィロコッカス属細菌の1つ。

どこにいる？

皮膚、鼻、口、のどにいるありふれた細菌だが、傷口から体内に入り込み、感染症を引き起こすこともある。

何をする？

皮膚に傷があると、傷口に近い皮膚の表皮層で増殖し始め、とびひ、おでき、結膜炎、ものもらいなどの感染症を引き起こす。食中毒の原因になることもある。食べ物で増殖すると、エンテロトキシン（腸管毒）を放出する。この毒素が含まれたものを食べると激しい嘔吐や下痢が生じるので、細菌はまた別の無防備な宿主へと拡散される。

歴史

世界初の抗生物質発見において、黄色ブドウ球菌は重要な役を演じている。1928年、英国の細菌学者アレクサンダー・フレミングは、カビの産生するペニシリンが黄色ブドウ球菌の増殖を抑えることを発見した。

症例記録

黄色ブドウ球菌は特に毒性の高い細菌の1つで、メチシリン耐性黄色ブドウ球菌（MRSA）は多くの病棟で悩みの種になっている。このスーパーバグは人と人との接触でやすやすと拡散し、皮膚疾患から肺炎や髄膜炎まで、命に関わる病気も引き起こす。抗生物質に対する耐性を持つ細菌は増加の一途をたどっているが、黄色ブドウ球菌もその1つで、世界で毎年1000万人を死に至らせている。

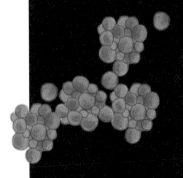

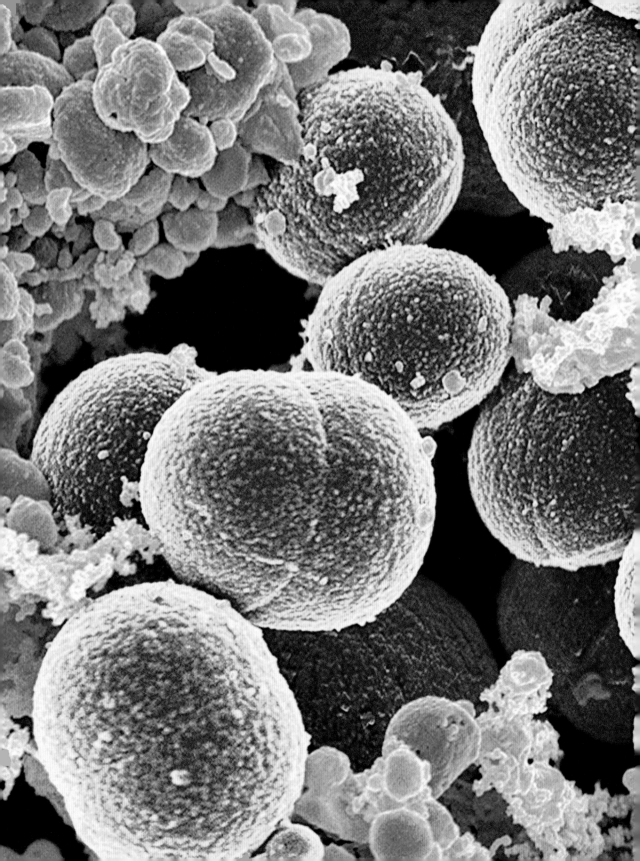

皮膚の善玉菌の働き

皮膚にいる細菌の多くは無害だ。それどころか、私たちの健康を守るために絶えず働いてくれている。私たちの共生菌は、損傷を受けた細胞や死んだ細胞を新しい細胞と取り換え、皮膚を補充するのを助けている。

腸内の善玉菌と同じように、皮膚にいる大量の善玉菌は、別のもっと有害な細菌を数の力で追い払い、悪玉菌が増殖するのを防いでいる。さらに、善玉菌は皮膚の免疫反応を刺激し、有害な細菌の侵入をはねつけている。ときには病原性細菌を殺すことさえある。

善玉菌のアシストは、皮膚よりもさらに深いところにも及ぶ。細菌はヒトゲノムの進化では担えなかった重要な任務を果たしているのだ。無菌条件で育ち、皮膚に共生菌がいないマウスは、寄生虫感染を防ぐことができない。ところが、皮膚に共生菌の表皮ブドウ球菌を塗布すると、免疫力が魔法のようによみがえる。

体臭と性的魅力の関係

腋の下の汗は、本来は無臭だ。皮膚の細菌が汗に含まれるアンモニアのごちそうを堪能したときに、臭いが発生する。どんな臭いになるかは、皮膚にいる細菌に左右される。たとえば、コリネバクテリウム属細菌は、汗をタマネギのような臭いにする。また、その人の遺伝子に応じて、テストステロンをバニラか尿のような臭い、もしくはどんなものにも似ていない臭いに変える。

フェロモンの生む性的魅力もこの問題と関係がある。スイスのベルン大学が実施した実験で、女子学生に男子学生が着ていたTシャツを渡し、臭いの魅力を評価してもらったところ、女子学生が好ましいと評価したTシャツの臭いは、自分の免疫系と最も違いの大きい免疫系を持つ男子学生、したがって健康な子どもを作れる可能性が高い相手のものだった。

善玉菌は栄養の奪い合いと、免疫系を刺激することによって、病原性細菌を抑止する。

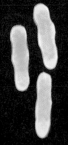

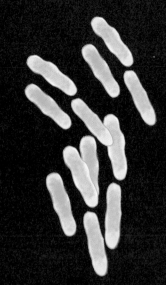

［最初の記録］
1902年

アクネ菌

［種類］
グラム陽性
桿菌

どんな細菌？

さまざまなタイプのニキビの発達に関係しているとされているが、アクネ菌はごく普通の健康的な皮膚細菌叢を構成するヒトの片利共生菌だ。

どこにいる？

皮脂腺をすみかにする。皮脂腺は皮膚のいたるところにあるが、とりわけ顔や背中の上部に多い。アクネ菌は皮脂に含まれる脂肪を分解する酵素を作っている。

何をする？

アクネ菌が作る遊離脂肪酸は、この細菌が皮膚に付着するのを助け、さらに皮膚表面のpHを酸性化するのにも役立っている。

症例記録

黄色ブドウ球菌や化膿レンサ球菌など、よくある病原性細菌の多くは、pHが酸性になると活動が抑制される。善玉菌にちょうどよいpHは5.0前後で、それを保つためにできることはいろいろとある（68ページ参照）。

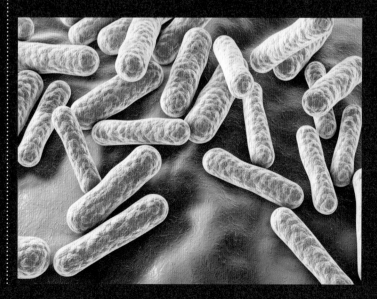

アクネ菌

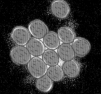

［最初の記録］
1884年

....

表皮ブドウ球菌

....

［種類］
グラム陽性
球菌

症例記録

要注意。表皮ブドウ球菌は日和見病原菌だ。カテーテルや人工心臓弁などで増殖して、免疫系が弱っている人に感染症を引き起こすこともある。

歴史

皮膚の片利共生菌は、ヒトの免疫反応が悪玉菌に狙いをつけるよう導いてくれる。表皮ブドウ球菌の研究は、その証拠集めにひと役買っている。

皮膚（黄色の部分）に見られるものと同様の、複雑な炭水化物マトリックスに埋め込まれた表皮ブドウ球菌（赤色の部分）。

どんな細菌？

表皮ブドウ球菌は、ヒトの皮膚で最もよく検出される細菌だ。応援するべき菌であるのは間違いないが、いるべき場所にいる場合に限る（61ページ参照）。

どこにいる？

皮膚のいたるところにいる。そのため、増やしたいところだけに的を絞って増やせる細菌ではないが、ご機嫌でいてくれる限りはありがたい存在だ。

何をする？

表皮ブドウ球菌は秘密兵器を持っている。それは、感染症を引き起こす黄色ブドウ球菌やストレプトコッカス属の一部の細菌種のような、皮膚の病原性細菌の増殖を抑える酵素だ。また、表皮ブドウ球菌と皮膚細胞が交わす"会話"は、感染症にかかった皮膚細胞が生き延び、ダメージを修復するのに役立っている。

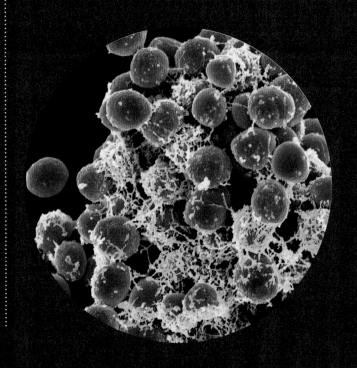

皮膚のために細菌を利用する

　細菌の特性をうまく活用して皮膚の健康に役立てる方法は続々と発見されている。化粧品業界によるボトックスの利用から専門医による皮膚がんの予防まで、多岐にわたる研究が進んでいる。

　細菌感染の症状の多くは、実際には細菌の毒素が原因だ。そうした毒素の1つであるボトックス（クロストリジウム・ボツリナムが作るボツリヌス毒素）には、筋肉を麻痺させ、筋収縮から生じるしわを取る効果がある。それほど知られていないものの、この毒素は、眼の疾患の治療や、発汗や偏頭痛の抑制といった医療目的でも利用されている。ごく少量とはいえ、美容や医療でよく使われているせいで、ボトックスという毒がどんな物質なのかは忘れられがちだ。ボトックスはわずか1gでゆうに100万人を殺せるといわれている。

　皮膚がん予防においては、太陽の紫外線によるダメージから皮膚を守ることが重要な役割を果たす。紫外線を浴びると、それが引き金になってDNAが突然変異し、悪性黒色腫につながることがある。特に白人に多い。2013年、ノルウェーの研究チームが、独特の性質を持つ細菌をノルウェー海で発見した。紫外線を吸収できる色素を持つミクロコッカス・ルテウスだ。科学者たちは目下、日焼け止めクリームに使うため、この細菌を増産しようと試みている。

アルコール賛歌

　アルコールの手指用スプレーやジェルは、病気を防ぐための貴重な武器となる。職場や病院では、メチシリン耐性黄色ブドウ球菌（MRSA）など毒性の高い薬剤耐性病原菌にも効果を発揮している。抗菌剤ではそれほどの威力がなく、アルコールのように高確率で細菌を殺すことはできない。アルコールは細菌の細胞膜を分解し、細胞内のタンパク質を破壊する。最近の研究を見る限り、アルコールを含むスプレーやジェルの効果が最も大きくなるのは、きれいに洗った手に塗ったときのようだ。細菌が付着する汚れを取り除くと、残っている細菌をアルコールで殺しやすくなる。できるだけ長く、少なくとも30秒間かけてジェルをよく肌にすり込むことも大切だ。70％以上のアルコールを含むスプレーでも同じくらいの割合で細菌を殺すことができるが、効果が短時間しか続かないため、アルコールジェルの定期的な使用がおすすめだ。

ボツリヌス毒素であるボトックスは、クロストリジウム・ボツリナムが作る物質で、美容や医療の目的で人間に注射されることがある。

善玉菌を強くして、悪玉菌を抑える

最も重要なのは、善玉菌の多様な集団にとって暮らしやすい 場を作ることだ。悪玉菌に入り込む隙を与え、彼らに快適な 環境条件にしてしまうと、善玉菌を引きとめにくくなる。

　私たちの皮膚にいる細菌の特性や、善玉菌と悪玉菌 のバランスを左右する条件を調べる本格的な研究は、 まだスタートしたばかりだ。ずらりと並んだ疑問の答 え探しが、ようやく始まっている。民族、生活様式、 地域、性別、年齢、気候、食生活、肌のpH、抗生物 質、肌に塗るクリーム（美容用でも医療用でも）。こ うした条件は、皮膚のマイクロバイオームにどんな影 響を与えているのだろうか。

　皮膚のpHは、多少なりとも確かなことが分かって いる分野の1つだ。「pHバランス」という言葉は、単 なる化粧品の宣伝文句ではない。私たちが手を洗った りせっけんを使ったりするたびに、皮膚のpH値は5.0 前後の自然な状態から上昇する。有害な病原性細菌の 除去という点では手洗いは間違いなく重要だが、現在 では、刺激の強いせっけんや洗浄剤を使い過ぎないほ うがよいとされている。pH 8.0前後の水道水でさえ、 肌のpHを上げ、善玉菌がすみつきにくい環境にして しまう。

　きれいな空気の中での散歩やガーデニングなどの ちょっとした運動は、私たちがさまざまな善玉菌に触 れる機会になる。衣類の選び方でも違いが生じるかも しれない。綿や麻などの天然繊維は、合成繊維よりも 皮膚細菌の正常なバランスを保ちやすい。衣類を屋外 に干せば、バランスの取れた細菌集団が元気になり、 次にあなたがその衣類を着たときすぐに皮膚に移っ てくる。

スプレーで吹きつけた 亜硝酸菌（AOB）とい う善玉菌が皮膚の健康 にどう影響するかは、 目下研究中だ。

　太陽の紫外線（UV）は緯度と経度によって大きく 変化するが、私たちの皮膚にいる細菌にも影響を与え る可能性がある。UV光の照射は、抗菌手段の1つと して開発が進められている。外科手術のときの傷の殺 菌もその一例だ。世界各地を調べれば、紫外線に関連 する共生菌の違いが浮かび上がるかもしれない。

肌にやさしい食事

　伝統的な地中海式食事法（113ページ参照）は、現 代的な食事よりも、全身の健康にも肌の健康にもプラ スになる。その効果の一部は、直接的なものだ。たと

えば、オリーブの実とオリーブオイルには、皮膚をしなやかにするビタミンEが含まれている。あざやかな色の野菜に含まれる抗酸化物質には、皮膚細胞やそのほかの体細胞に害を及ぼすフリーラジカルを取り除く作用がある。腸内細菌の餌となる繊維を摂取することで、皮膚の健康に欠かせない脂肪酸やビタミンの放出を促すという間接的な効果もある。

手をよく洗う

　手の皮膚は体のほかの部分と違って、感染症を引き起こす可能性のある病原体と頻繁に接触する。本来いるべき場所（たとえば便など）から、口や眼など本来いるべきではない場所へ細菌を移動させないように注意しなければいけない。病原体を寄せつけないための対策は、特に目新しい話ではない。英国の外科医ジョゼフ・リスターが自身の病院で消毒方法を採用した1860年代以降、洗浄の習慣は病原体の拡散を抑えるのに役立ってきた。手洗いのような簡単な対策が命を救うのだ。

　ほとんどの人は、十分な時間をかけて手を洗っていない。自分はどうだろうと疑問に思う人は、「ハッピーバースデー」を2回歌ってみるといい。歌いきるのに25秒間しかかからないが、それだけで頑固な病原性細菌を洗い流し、下痢の少なくとも3分の1を予防

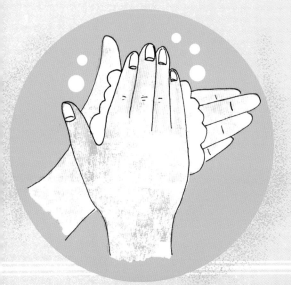

ほどほどがいい

　化粧品を使い過ぎないように注意しよう。ヒトの顔の代謝産物に関する最近の調査によると、日常的に化粧品の集中砲火を浴びると、微生物が作る天然の分子が消え去ってしまうことが分かった。そうした分子は、皮膚の成長や免疫反応の調節を助けている。

することができる。

　温水とせっけんで手をきちんと洗っても、細菌を殺しているわけではない。せっけんと温水の力で、細菌のくっついている汚れや死んだ皮膚細胞、皮脂などを物理的に洗い落としているだけだ。

細菌を呼び戻す

　現代の私たちは、日々の生活の中でとりつかれたように清潔さを追い求めている。ところが、いくつかの面でそのしっぺ返しを受けている。2013年、デビッド・ホイットロック（著者と同名だが縁者ではない）が米国マサチューセッツ州ケンブリッジでAOバイオームという会社を設立した。土壌微生物を研究していた化学系エンジニアであり、細菌を取り除くのではなく、善玉菌を呼び戻すことでヒトの皮膚の健康を高めようと提唱している。ホイットロックは12年間シャワーを浴びておらず、代わりに週に2回、スポンジで体をこすっている。それでも、家族や友人は近づくのをいやがらないし、ホイットロックの皮膚では善玉菌が力を盛り返し始めている。その善玉菌グループの一員が、亜硝酸菌（AOB）だ。自然界ではありふれた細菌で、皮膚によいことが知られているが、いったん洗い流されてしまうと、また増えるまでに時間がかかる。ホイットロックの開発したコスメティックスプレーがその解決策になるかもしれない。

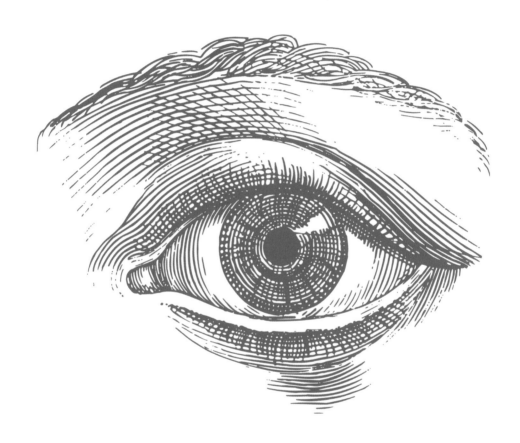

眼

　眼は細菌感染症が起こりやすい部位だが、長い間、健康な眼には細菌が立ち入れないと考えられていた。ところが、最近の研究では、まったく別の物語が浮かび上がっている。

細菌は眼のどこで、
どんなふうに暮らしているのか

2008年に米国で行われたヒトマイクロバイオーム・プロジェクトでは、眼は対象にならなかった。細菌のいない身体部位の1つと思われていたからだ。ところが2014年、眼で見つかった細菌のDNAを解析する「オキュラーマイクロバイオーム」というプロジェクトで得られた知見が公開された。驚いたことに、健康な眼にも、結膜を中心に細菌がすみついていたのだ。とはいえ、多様性はほかの身体部位よりもはるかに低く、細菌の全体数も少ないことが分かった。眼にいる細菌種の数は、ほかの部位のように数百や数千ではなく、数十程度にすぎなかった。

眼の内側では、確かに細菌の活動はほとんど見られない。このエリアでは、免疫特権と呼ばれる免疫系との特別な関係が働いている。物理的なバリア（血液網膜関門）と免疫系側の巧妙な作用のおかげで、眼の内側は外の世界を遠ざけておける仕組みになっている。

それに対して、眼の外側は私たちのまわりにいる細菌に常にさらされている。眼の細菌感染症がもっと頻発してもおかしくないほどだ。絶え間ないまばたきと眼を守る涙液膜、そしていうまでもなく涙の分泌と排出は、どれも病原性細菌を遠ざけておくのに役立っている。涙に含まれるリソチームという酵素は、とても効果的な細菌キラーだ。細菌の数が少なく、多様性も低い理由は、眼の表面の環境が細菌にとって過酷だからかもしれない。

健康な眼にすむ細菌は、体のほかの部位にいる細菌と同じくらい心地よく暮らしていることが多い。ほかの部位と同じく、細菌の大部分は出産時か出産直後に入り込む（132〜133ページ参照）。最もよく見つかる細菌はコリネバクテリウム属細菌（77ページ参照）で、鼻や皮膚にもたくさんいる細菌だ。眼に存在する共生菌のうち、ストレプトコッカス属など一部の細菌株は口でも見られる。

幼い子どもは、眼の細菌の多様性が比較的高い。自分の鼻や口をいじくりまわすのが大好きなことを考えれば、意外ではないだろう。同じ理由から、眼の感染症も子どものほうが起きやすい。おおまかにいえば、眼の感染が始まるのは、眼の表面に何らかの損傷や炎症があるときだ。よく見られる病原性細菌の1つである緑膿菌（75ページ参照）は、周囲の環境から眼に入り込む。ブドウ膜炎（眼の中間層の炎症）のように、体の別の場所で起きた細菌感染が引き金になることもある。ほとんどの細菌は、眼の前側とまぶたの内側を覆う結膜で見つかる。

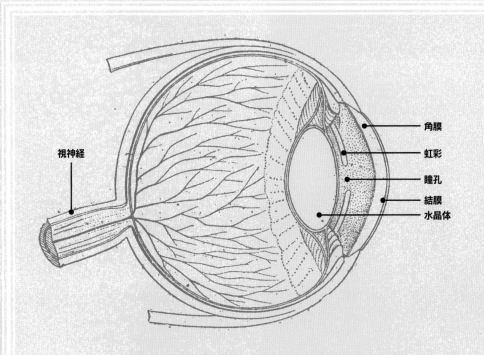

角膜

虹彩

瞳孔

結膜

水晶体

視神経

眼の細菌

眼で見つかる細菌のほとんどは、下記の例のように、結膜にすみついている。それ以外にも、黄色ブドウ球菌などの細菌がまぶたに感染することもある。

- **ストレプトコッカス属**
- **コリネバクテリウム属**
  コリネバクテリウム・マスタイティディスなど
- **緑膿菌**
- **クラミジア・トラコマチス**
- **黄色ブドウ球菌**

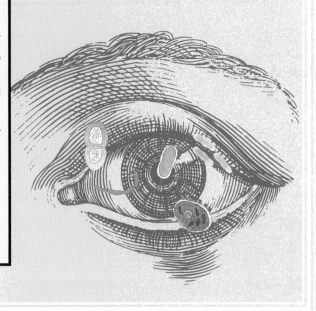

眼の細菌感染症

結膜炎、ものもらい、トラコーマなど、細菌による眼の疾患は世界中でごく普通に見られる。そのほか、関節の炎症を引き起こす細菌感染症のように、細菌が眼を介して体内に入るケースもある。

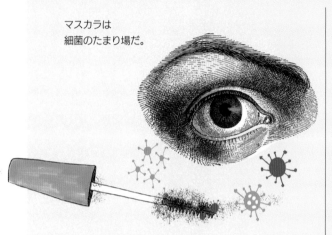

マスカラは細菌のたまり場だ。

「ピンクアイ」の異名を持つ結膜炎は、眼球の前側を覆う透明な膜が感染して起きる。結膜は眼の奥で折り返して、まぶたの内側の表面も覆っている。そのつながった構造のおかげで、まつ毛やコンタクトレンズなどの物体が眼球の後ろに滑り込み、取れなくなってしまうことはない。その一方で、結膜には眼が自由に動けるような緩さも備わっている。

結膜炎には、ウイルスや花粉症の症状により引き起こされるものもあるが、主な犯人は細菌、特に黄色ブドウ球菌（62ページ参照）と緑膿菌の2つだ。

膿が出るのは細菌感染症の兆しなので、その場合は抗生物質の入った点眼液が効く。それ以外のケースでは、自然治癒するのを待つ間、とにかく眼を清潔に保

つこと（78〜79ページ参照）が重要だ。

ものもらいは厳密には眼そのものの病気ではないが、眼の衛生状態の悪さに関係している。ものもらいになるのは、まつ毛の毛包や、まぶたの内側や外側の汗腺が細菌に感染したときだ。感染すると、痛みを伴う赤い腫れものができる。結膜炎と同じように、元凶はたいてい黄色ブドウ球菌だ。

ものもらいには、抗生物質の使用は推奨されていない。効果があるという証拠がほとんどないからだ。多くの場合、ものもらいは自然に治る。温湿布をしておくだけで十分かもしれない。沸かしたての、ただし熱過ぎない湯に清潔な布をひたして顔に当てれば、痛みが和らぎ、膿を出しやすくなる。ただの生理食塩水でも効果がある。英国の俗信、結婚指輪をまぶたにこすりつけるという伝統的な治療法は真似てはいけない。すでに炎症を起こしている場所に別の病原性細菌が入り込み、さらなる問題を起こしかねない。金を含む化合物には抗菌性があると伝えられてきたため、この治療法が生まれたのだろう。だが、結婚指輪の金は不活性で、効果があるとは思えない。

トラコーマはとても厄介な眼の病気だ。米国や英国ではそれほど多くないものの、世界中の41カ国で報告され、190万人を視覚障害や失明に追いやっている。この病気を引き起こすクラミジア・トラコマチス（122ページ参照）は、眼にダメージを与える細菌ランキングの首位という不名誉な称号を持っている。また、性感染症の主な原因でもある。

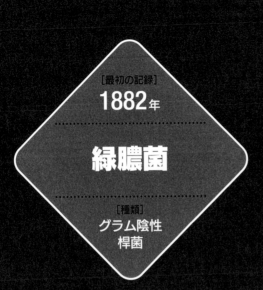

[最初の記録]
1882年

緑膿菌

[種類]
グラム陰性
桿菌

どんな細菌？

浮遊性細菌で、たいていは土や水の中にいる。

何をする？

緑膿菌は凄腕の日和見病原菌で、私たちの防御のほころびを巧みに利用して感染症を引き起こす。傷のない場所に感染することはまずないが、チャンスさえあれば、どんな部位にも近づこうと狙っている。眼に感染すると結膜炎を引き起こし、ほかには呼吸器、胃腸、尿路などに感染症を起こすこともある。

どこにいる？

少ない栄養分で生きていけるため、どんなところでも増殖できる。湿った場所を好み、眼の表面は理想の環境だ。

症例記録

緑膿菌は手ごわい細菌で、多くの殺菌薬や抗生物質に対して耐性を持っている。これまでに知られている悪玉菌の中でも、特に幅をきかせている細菌の1つだ。

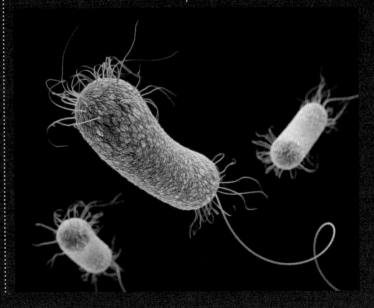

緑膿菌は鞭毛を使って動き回る。

眼の善玉菌の働き

健康な眼の表面に細菌がいることが分かったら、次はその細菌たちが何をしているかを探ろう。体のほかの場所と同じように、眼においても善玉菌が悪玉菌を数で圧倒して、悪玉菌の制御にひと役買ったり、免疫系に影響を与えたりしているようだ。ただし、その仕組みの大部分はまだ分かっていない。

　眼の表面には、腸などの湿った表面と同じように、長くすみついている細菌はいるのだろうか。それとも、絶え間ないまばたきと涙により、定期的に入れ替わっているのだろうか。眼にいる少数の善玉菌だけで、悪玉菌に──特に、まんまと入り込んできた病原性細菌に影響を及ぼすことが本当にできるのだろうか。

　善玉菌の役割については、いくつかの手がかりが得られている。運悪く細菌に感染してしまった場合には、眼の善玉菌が多いほど助けになる。眼の共生菌が少ない人は、細菌の多様性が高くて病原性細菌よりも善玉菌の数が多い人に比べて、眼の感染症が重症化する傾向がある。

　コリネバクテリウム属細菌やストレプトコッカス属細菌は、好中球を招集して、緑膿菌などの病原菌に対する免疫反応を促進しているようだ。好中球は免疫系に関わる白血球の一種で、あちらこちらをうろつきながら、侵入してきた細菌を殺そうと待ち構えている。

　2017年、動物の眼を研究する科学者たちにより、コリネバクテリウム・マスタイティディスが出産時に母親から受け継ぐ細菌であることが初めて証明された。この細菌は眼に長期間すみついているだけでなく、免疫系の複数の部隊を刺激し、病原菌を追い払う働きもしていることが分かった。ヒトの眼においては、眼に触れた指などから移った細菌だけでなく、長期的に眼に定着している細菌が見つかるのではないかと期待

されている。コリネバクテリウム・マスタイティディスなどの共生菌がヒトの眼でも同じ役割を果たしていることが分かれば、そうした細菌の接種により結膜炎などの病気に対抗できるかもしれない。

抗生物質の入った点眼液は、細菌が引き起こす眼の感染症に効果がある。

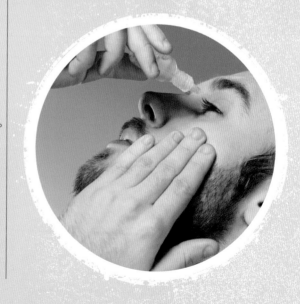

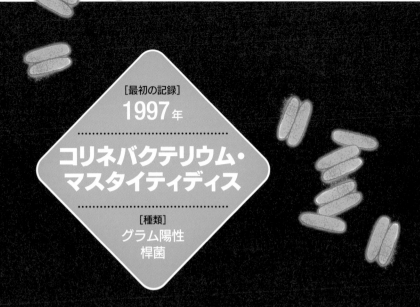

コリネバクテリウム・マスタイティディス

[種類]
グラム陽性
桿菌

どんな細菌?

動物や植物に感染する病原菌で構成される極めて多様な細菌グループの一員だ。

どこにいる?

眼の表面で見つかる。

何をする?

コリネバクテリウム・マスタイティディスは、「免疫系の味方」という新たな名声を獲得している。たとえば、感染症の防止に関わるT細胞が分泌する重要な分子の産生を刺激している。

コリネバクテリウム・マスタイティディスの近縁にあたるコリネバクテリウム・ジフテリアエも同じく桿菌だ。

症例記録

コリネバクテリウム属細菌のうち、およそ100種近くがヒトと臨床的に関連している。コリネバクテリウム・マスタイティディスは最近まで、この属のもっと有名な一員であるコリネバクテリウム・ジフテリアエの影に隠れていた。こちらは、ジフテリアを引き起こす極めて病原性の高い細菌だ。

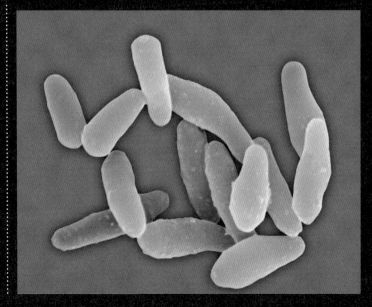

善玉菌を強くして、悪玉菌を抑える

眼に関しては、余計なことはしないほうがいい。干渉が少ないほど、病原性細菌が入り込む機会が減り、より多様な（そして有益な）細菌が存在感を増すことになる。

皮膚の果たす役割も大きい。清潔な手は清潔な眼につながる。できれば、細菌に感染した人に近寄らないようにすることも優れた戦術だ。

もっとも、手の衛生がすべてではない。眼にすむ細菌集団の多様性を維持することも大切だ。なにしろ、病原性細菌の多くは、涙に備わっている天然の抗菌作用や抗生物質治療への耐性をますます高めている。そうした耐性を持つ悪玉菌は、眼の表面の過酷な環境でほかの細菌よりも間違いなく優位に立てる。

コンタクトレンズを使う人は、特に注意が必要だ。使用者の7〜25%は角膜の細菌感染を経験する。これはおそらく、コンタクトレンズ使用者では善玉菌の多様性が低く、そのため感染しやすい傾向があるからだろう。どうやらコンタクトレンズの表面は、スタフィロコッカス属などの病原性細菌がことのほか好む場所のようだ。

最近、オーストラリアの科学者チームが抗菌性のコンタクトレンズを開発した。まだ試作品ができたばかりだが、普通のレンズと同じくらい安全で効果があり、緑膿菌や黄色ブドウ球菌など主要な病原菌の増殖を抑制できるらしい。今後の展開に注目だ。

コンタクトレンズ使用者は、使用していない人よりも眼を触ることが多い。そのため、手を清潔にしておくことが大切だ。最も衛生的なのは毎日使い捨てるタイプのレンズで、長く使用するレンズの洗浄や保存から生じる問題を避けられる。

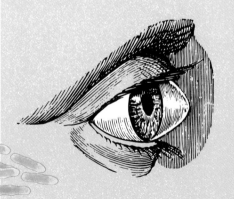
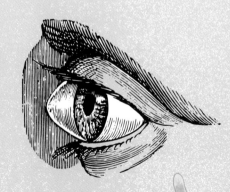

手を清潔にして眼の健康を保とう。特に、コンタクトレンズを使っている人は要注意だ。

輝く瞳

眼の感染症にかかった人やかかりやすい人のために、悪玉菌を居座らせないためのコツがある。

- せっけんと温水で手をよく洗う。寝る前にアイメイクを落とし、アイメイク用品は6カ月ごとに交換する。まぶたとまつ毛を清潔に保つ。枕カバー、タオル、ハンドタオルなどを温水と洗剤で定期的に洗う。

- 眼が細菌に感染している場合は、沸騰させて冷ましたばかりの水で湿らせた清潔な脱脂綿を使い、眼の端の膿を拭き取る。

- タオルを人と共有しない。手を洗った直後でない限り、眼をこすったりコンタクトレンズを挿入したりしない。

は、眼の感染症の発症前に起きることが分かっている。眼にどんな細菌がすんでいるかを監視すれば、発症前に手を打つ余地ができ、細菌感染症を防げるかもしれない。

抗生物質は細菌感染症との闘いに欠かせないが、悪玉菌を取り除く代償として、善玉菌にもダメージを与えてしまう。将来的には、新たな細菌感染症対策として、善玉菌を眼に導入するプロバイオティクスの点眼液が登場するかもしれない。ラクトバチルス属細菌を含む点眼液の初期研究では、結膜炎患者で有望な結果が得られている。

眼にやさしい食事

地中海式食事法（113ページ参照）は眼のためにもよい。地中海風の食事に含まれるビタミンやミネラルの多くは、眼の健康に欠かせない栄養素だ。たとえば、カキやイワシ、アーモンドなどのナッツ類に含まれる亜鉛は、結膜炎やものもらいなどを引き起こす細菌と闘う免疫系を助けることで定評がある。

もう一歩先を見る

現在の研究では、眼の細菌の働きや、多様な共生菌を養うことの重要性の解明に力が注がれている。角膜の感染症である角膜炎の患者では、細菌の多様性が健康な眼の半分ほどにまで低下し、病原性のシュードモナス属細菌が目立つようになる。この多様性の低下

化粧品の貸し借りに注意

使い古した化粧品は細菌の温床だ。中でも危険なのはマスカラだが、リキッドアイライナーも要注意だ。どちらも細菌が増殖するのに最適な湿度があるうえに、定期的に眼の周辺に塗るものなので、そのたびに有害な細菌が眼に感染する危険がある。メイク用品は毎年、マスカラなら6カ月ごとに交換することをおすすめする。メイク用ブラシを定期的に洗い、毎晩きちんとメイクを落とすことも、悪玉菌を遠ざけるのに役立つ。ある27歳のオーストラリア人女性は、友人のメイク用ブラシを借りたことを一生後悔している。そのブラシから、メチシリン耐性黄色ブドウ球菌に感染してしまったのだ。細菌に脊椎を侵され、体が麻痺した女性は、車椅子で暮らすことになった。幸い、これほどの恐ろしい出来事はまれにしか起こらない。

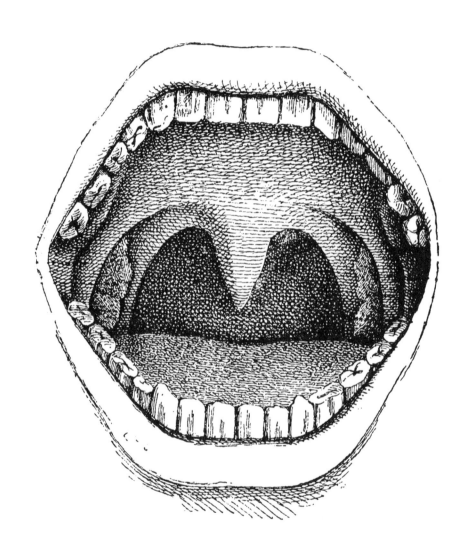

口

口の中で起きることは重要だ。口腔の健康は口にいる細菌に左右されるが、それだけでは終わらない。私たちは呼吸をしたり、飲んだり食べたりするたびに、細菌に扉を開いている。生まれたときから、ひと口食べるたびに100万個前後の細菌を飲み込んでいるのだ。

細菌は口のどこで、どんなふうに暮らしているのか

口の中では、少なくとも60億個の細菌が快適に暮らしている。口には、歯や歯茎、舌、硬口蓋、軟口蓋、扁桃腺といったさまざまな生息場所がある。温かく、栄養も豊富だ。また、pHがおおむね中性の唾液で常に潤っている場所でもある。

そうしたさまざまな生息場所にどんな細菌がすんでいるかは、pH値や栄養源の状況など微妙な違いに左右される。口にすむことのできる細菌は700種類を超えるが、ほとんどの人の口にいるのはほんの50種類ほどで、ストレプトコッカス属細菌が多い。口にいる細菌の多くは無害で、食べ物を消化したり、歯茎や歯の健康を守ったりする有益な細菌だ。

口内細菌の構成は人それぞれ異なるが、最近の研究では、ヨーロッパ系、アジア系、ヒスパニック系、アフリカ系米国人といった民族でグループ分けできる

ことが分かってきた。民族ごとに共通した細菌種の構成が見られ、これは、それぞれが共有する遺伝子に起因している。民族との相関性が最も強いのは、歯肉線よりも下にいる細菌だ。おそらく、喫煙や食事といった環境の影響を最も受けにくい場所だからだろう。

遺伝子が口内細菌に与える影響の全容はまだ解明されていないが、双子を対象にした研究により、特定の細菌に関する傾向は遺伝的に受け継がれることが確認されている。双子が離れて暮らしていても、その傾向は変わらないようだ。

口の中では常に綱引きが行われている。綱の片側には、歯垢（細菌が作るねばねばした無色の膜）と、甘い食べ物や飲み物がいる。細菌は糖を利用して酸を作り、その酸が歯を侵食する。反対側の綱を握るのは、唾液や食べ物に含まれるミネラル（カルシウムとリン酸塩）と、歯磨き粉や水に含まれるフッ化物だ。フッ化物は歯のエナメル質の自己修復を助けてくれる。

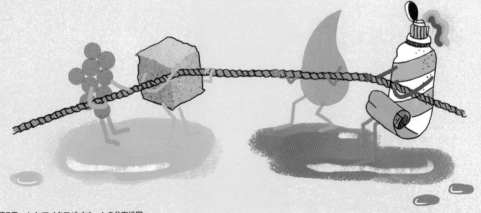

健康でも病気でも、口の中には、ストレプトコッカス・ミュータンス、ポルフィロモナス・ジンジバリス、化膿レンサ球菌など昔から「悪玉」と見なされてきた細菌種もいれば、ストレプトコッカス・オラリス、ストレプトコッカス・サングイニス、ストレプトコッカス・サリバリウスといった「善玉」もいる。そのほかの細菌は、その場の条件に応じてどちらの側にも加勢する。たとえば、フソバクテリウム・ヌクレアタム（FAD-1）はいくつか興味深い特性を持っているが、歯周病や体のほかの場所で起きる数々の深刻な疾患にも関係している。

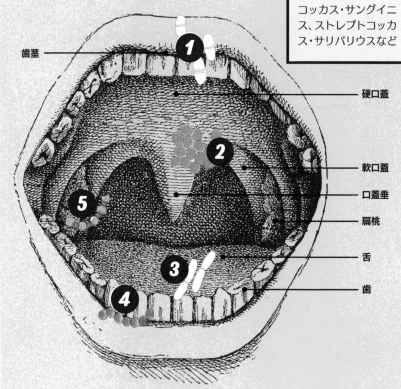

歯茎 ——————
硬口蓋 ——————
軟口蓋 ——————
口蓋垂 ——————
扁桃 ——————
舌 ——————
歯 ——————

口の細菌

口の中には細菌が生息できる
環境が豊富にある。

❶ 歯茎
ポルフィロモナス・ジンジバリス

❷ 軟口蓋
ストレプトコッカス属細菌：
ストレプトコッカス・オラリス、ストレプトコッカス・サングイニス、ストレプトコッカス・サリバリウスなど

❸ 舌
フソバクテリウム・ヌクレアタム

❹ 歯
ストレプトコッカス・ミュータンス

❺ 扁桃
化膿レンサ球菌(ストレプトコッカス・ピオゲネス)

口の細菌感染症

最近の研究では、こと口に関しては、病原性という言葉を使い過ぎていると考えるようになっている。「病原性」には、その細菌はそこにいるべきではないという意味が含まれる。しかし実際には、いわゆる悪玉菌はいつも口の中にいて、単になりを潜めているだけのようだ。私たちの口にいる片利共生菌は健康な口を保つために欠かせないが、ときどきそのバランスが崩れて、虫歯や歯周病、のどの腫れなどを引き起こす細菌が優勢になることが分かっている。

　pHと食事の変化は、口の病気を引き起こす2大要因だ。糖質の多い食事はpHを低下させる。口の中が酸性になると、ストレプトコッカス・ミュータンスなどの細菌にとって居心地のよい場所になる一方で、中性のpHを好む細菌が追い払われる。パンやスナック菓子など炭水化物を多く含む柔らかい食べ物は、歯の間に挟まりやすい。これはおなかをすかせた細菌にとってごちそうの山になるので、定期的な歯磨きとフロスで取り除く必要がある。

虫歯

　近年、虫歯が原因の抜歯が多くの国で問題になっている。ときには、10歳にもならない子どもが入院に至るケースもある。この気がかりな潮流の影にいるのが、ストレプトコッカス・ミュータンスという細菌と甘い飲み物だ。ミュータンス菌は虫歯の王様だ。口のいたるところに存在しているが、主に歯のトラブルを引き起こす。この細菌は糖分を好み、その旺盛な食欲の副産物として、エナメル質を侵食する酸を作る。これが虫歯の主な原因だ。それでも、定期的に歯を磨き、甘い飲み物やお菓子を控えれば、この細菌の増殖と破壊行為を抑えることができる。

歯周病（歯肉炎）

　ポルフィロモナス・ジンジバリスは歯周病に広く関係している細菌だ。成人の少なくとも50％は歯周病にかかっている。この細菌の毒素は、口の中を守る細菌の調和を乱す。ポルフィロモナス・ジンジバリスなどの細菌は、歯肉線の下に潜り込むことができる。すると炎症や腫れが生じ、歯磨きのときに出血するという危険な兆候をきたす。感染が根づいてしまうと、骨や歯の周囲の結合組織が侵され、やがては歯周疾患や歯の喪失に至る。歯周病と心疾患につながりがあることも証明されている。これはおそらく、炎症性分子と活性化した免疫細胞が血流にのって移動し、心臓にダメージを与えるせいだろう。

咽頭炎

　のどの細菌感染で最も多いのが、化膿レンサ球菌（86ページ参照）が引き起こす咽頭炎だ。この病気にかかると、のどや扁桃が赤くなり炎症を起こす。ぽつぽつと白い膿が見られるのが特徴だ。化膿レンサ球菌は多くの人ののどにすんでいるが、免疫系が弱まると勢力を強めることがある。手をきちんと洗うことで、この細菌の拡散は最小限に抑えられる。また、咽頭炎は抗生物質で治療できる。

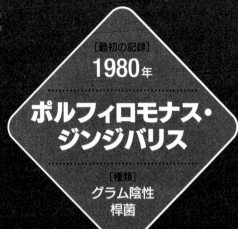

ポルフィロモナス・ジンジバリス

［種類］
グラム陰性
桿菌

症例記録

　ポルフィロモナス・ジンジバリスは、ほかの細菌を巻き込んで病気を引き起こす「キーストーン病原体」かもしれない。この細菌は骨を破壊する炎症性の免疫反応を発動させることが確認されている。この骨の分解がほかの細菌に餌を供給し、破壊活動がさらに進むというわけだ。現在、ポルフィロモナス・ジンジバリスに対する抗菌作用を持つ物質として、ルバーブ（食用大黄）の根から抽出したポリフェノールなどの植物エキスが研究対象となっている。

ポルフィロモナス・ジンジバリス

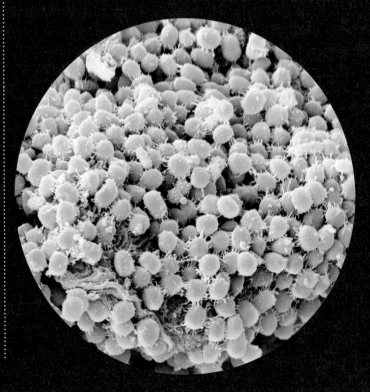

どんな細菌？

　二次定着菌、つまり定着するためにほかの細菌を必要とする細菌だ。ストレプトコッカス属細菌の1つを一次定着菌として利用する。

どこにいる？

　慢性的な歯周病患者から採取した歯肉プラークの80％以上でこの細菌が見つかる。

何をする？

　ポルフィロモナス・ジンジバリスはアミノ酸の発酵に頼って生きている。そのため、糖があまり供給されない歯茎や歯周ポケットの奥深くで生き延びることが多い。この細菌が使うプロテアーゼと呼ばれる酵素は、歯茎と歯を分解し、体の免疫防御メカニズムに対する細菌の抵抗力を高める働きもある。

ストレプトコッカス・サリバリウス

[種類]
グラム陽性
球菌

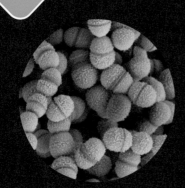

どんな細菌？

生後数時間で口や上気道にすみつく片利共生菌。通常は鎖状になっている。

どこにいる？

2004年、健康な学童の唾液から、ストレプトコッカス・サリバリウスK12株が分離された。この子どもの唾液には、ストレプトコッカス・サリバリウスが大量に存在していたが、のどの感染症とは長く無縁だった。

何をする？

ストレプトコッカス・サリバリウスK12は、化膿レンサ球菌が引き起こすのどや扁桃の腫れを阻止する。また、口臭を改善する働きがあるかもしれない。

症例記録

ストレプトコッカス・サリバリウスK12は、10年以上前からニュージーランドで口腔内プロバイオティクスとして使われている。口やのどの健康に関して、初めて成功を収めたプロバイオティクスだ。米国では錠剤やチューインガムとして販売されている。

化膿レンサ球菌

[種類]
グラム陽性
球菌

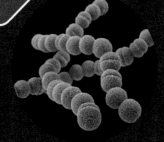

どんな細菌？

日和見病原性の嫌気性細菌。

どこにいる？

Mタンパクと呼ばれる接着タンパク質を使って、細胞表面の受容体に付着する。

何をする？

赤血球を破壊するストレプトリジンや、白血球を殺すロイコシジンなど複数の毒素を作る。それにより生じる膿が、ピオゲネスというこの細菌の学名の由縁だ。英語のピオジェニックには「膿を出す」という意味がある。

症例記録

とびひ、咽頭炎といった軽いものから、猩紅熱（しょうこうねつ）、リウマチ熱、毒素性ショック症候群など深刻なものまで、いろいろな病気を引き起こす。幸い、抗生物質が登場して以来、そうした病気で死に至ることはめったにない。

口の善玉菌の働き

私たちの口にいる細菌の多くは無害で、中には食べ物の
消化や歯茎と歯の健康維持を助けてくれる細菌もある。

食べ物の消化は口から始まる。細菌は早くもこの段階から関与し、ときに悪い結果を及ぼす。細菌により分解された糖が虫歯の原因になるからだ。しかし、よいほうに転ぶこともある。たとえば、血圧のコントロールに役立つ一酸化窒素の産生は、野菜に含まれる硝酸塩に対する口内細菌の作用から始まる。

善玉菌はまた、免疫系に過剰反応しないよう信号を送り、免疫系を悪玉菌の危険な行動に集中させる。

細菌は私たちの口を覆う上皮細胞とコミュニケーションを取り、抗微生物ペプチドを作ることができる。これは天然の抗生物質で、ほかの細菌を殺すだけでなく、真菌や一部のウイルスにも効果がある。そうしたペプチドの1つが、フソバクテリウム・ヌクレアタムが作るFAD-1と呼ばれるものだ。FAD-1を分離し、口腔内の感染症を抑制しにくいエリアにも効果をもたらすように開発が進められている。

2016年、新たに発見されたストレプトコッカス属細菌が健康な歯から分離された。A12と名づけられたこの細菌株は、大量の過酸化水素を作ることが分かった。過酸化水素には、虫歯の元凶であるストレプトコッカス・ミュータンスを殺す効果がある。このA12株は、ミュータンス菌が自分の抗菌毒素を使って善玉菌のストレプトコッカス・サングイニスなどを殺すのも防いでいる。ストレプトコッカスA12などの善玉菌をパッケージした錠剤は、将来、口の健康を守る手段の1つとなるかもしれない。善玉菌の量を測定することは、虫歯のリスク評価に役立ちそうだ。

大人の歯の長い歯根でさえ、細菌に感染して重症の虫歯や歯周病になれば、歯茎につかまっていられなくなってしまう。

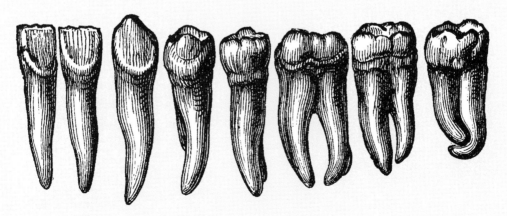

善玉菌を強くして、悪玉菌を抑える

理想的なのは、善玉菌が多数派を占めるバランスのよい細菌コミュニティーだ。口内細菌株は、一度迎え入れてしまったら排除できる可能性は低い。細菌たちは互いに関係し合う複雑なコミュニティーの中で生きている。そのため、同じ細菌でも、単独で生きているものとは違う特性を持つこともある。持ちつ持たれつのそうした環境では、1つの細菌種だけを取り除いたとしても、ほかの細菌種に影響が出る可能性がある。

口の中にいる細菌は、自己管理によってコントロールすることができる。歯ブラシとフロスを使った1日2回の歯磨き（さらに、歯ブラシの定期的な交換）は、歯を覆う糖や、歯に挟まった食べかすなど、細菌の栄養となるものを取り除くのに欠かせない対策だ。歯の感染症の治療には今でもよく抗生物質が使われているが、最近では、トローチからマウスウォッシュまで、口腔内細菌の最適なバランスを作れるよう設計されたさまざまな口腔衛生製品も出ている。

口腔用プロバイオティクスには熱い視線が注がれている。その多くは、口の中でうまく働けるように進化してきた細菌に着目したものだ。バチルス・コアグランスとストレプトコッカス・サリバリウスを含むミント味のトローチは、多くの虫歯の原因であるストレプトコッカス・ミュータンスによるバイオフィルム形成を阻止できる一方、それ以外のマイクロバイオームには悪影響を与えない。口の健康を守るラクトバチルス属細菌を含有した歯磨き粉も販売されている。

マウスウォッシュも、クロルヘキシジンなどの抗菌剤の導入手段としてよく使われる。プロバイオティクスのマウスウォッシュはまだ開発段階だが、期待の持てる結果が出ている。試験で使ったストレプトコッカ

おすすめメニュー

水　水を飲むことは歯をきれいにするのに役立つ。簡単なうがいにも、マウスウォッシュと同じくらい病原菌を除去する効果がある。

お茶（緑茶と紅茶）　お茶には、歯垢にいる細菌に作用し、増殖や酸の生成を抑えるポリフェノールが含まれている。

生のタマネギ　生タマネギが虫歯や歯周病の原因になる細菌株を一掃することが、韓国の研究で明らかになっている。

リンゴ、ニンジン、セロリ　これらの野菜は、いわば「歯の洗剤」だ。もっとも、唾液が出るならどんな食べ物でも効果がある。こうした食べ物の摂取は家庭で簡単にできるデンタルケアであり、虫歯と歯周病に対するこの上なく自然な防御手段になる。リンゴには酸の生成を抑えるキシリトールも含まれている。

ワサビ　細菌が歯に付着するのを防ぐ効果があることが、日本の研究で明らかになった。

ス・サリバリウスなどの細菌株が、虫歯や歯周病、のどの感染症を引き起こす悪玉菌を打ち負かしたのだ。過酸化水素の漂白効果で、真珠のように白い歯の笑顔が手に入るかもしれない。歯周病の新治療薬である抗菌剤のアミキシシルには、従来の抗生物質治療にはない2つの大きな利点がある。第1に、この薬は善玉菌ではあまり見られない酵素経路を阻害する。第2に、薬剤耐性菌を生まない可能性がある。

口にやさしい食事

　食事として取る主な甘味料がハチミツだけだった16世紀以前の頭骨には、虫歯の痕跡がほとんど見られない。虫歯の元凶であるストレプトコッカス・ミュータンスなどの細菌の餌になる精製された糖とは対照的に、ハチミツには抗微生物特性が備わっている。

細菌数は、口内の食べ物の状況に応じて、1日の間に変動する。食事のあとに増加し、唾液の産生量が減る夜にピークを迎える。

精製された糖類を控え、食事メニューに健康的な食べ物を並べるようにすれば、口腔だけでなく全身の健康にもいい影響が出る。食べ物の多くは唾液の産生を刺激する。これは歯にとっても息にとってもよいことだ。くさい息の原因は腐った卵のような臭いの硫化水素で、これは口内細菌がその日の残飯にありついているときに作られる。寝起きの臭いが特にひどくなるのは、夜の間に唾液の産生がほぼ止まり、細菌の数が増えるからだ。口臭の原因で最も多いのは口の衛生状態の悪さだが、喫煙、胃腸のトラブル、糖尿病などの疾患、一部の薬物療法が原因になることもある。

喫煙

　喫煙が肺や心血管系の健康に悪いことは周知の事実だが、口にもあまりよくないことが分かっている。喫煙は口内のpHを下げる。さらに、タバコの煙は酸素の供給量を減らすので、ストレプトコッカス・ミュータンスなどの酸を好む嫌気性細菌が勢いづく。電子タバコのほうがましな可能性はあるが、電子タバコにも唾液の産生を抑えるニコチンが含まれている。

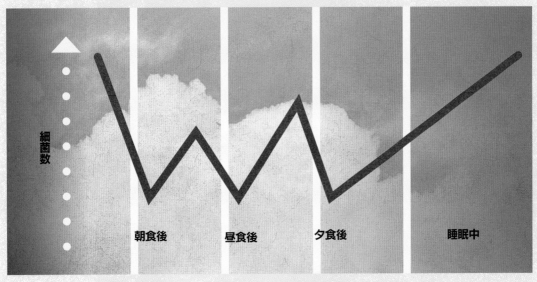

細菌数　　朝食後　　昼食後　　夕食後　　睡眠中

午前6時　　正午　　午後6時　　午前0時

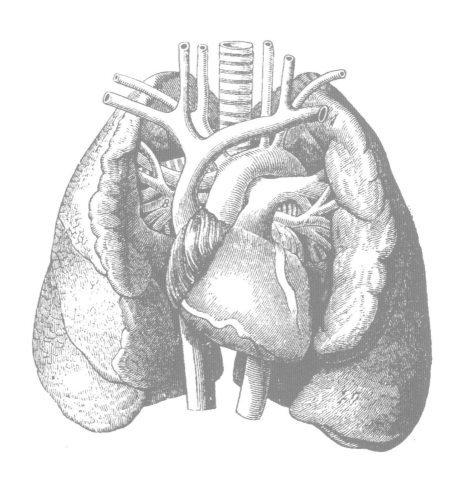

肺

　私たちは息をするたびに、肺までつながる気道を細菌にさらしている。細菌の入り口である口の細菌コミュニティーに比べるとはるかに数は少ないものの、肺のマイクロバイオームは呼吸器の健康に関して重要な役割を果たしている。

細菌は肺のどこで、どんなふうに暮らしているのか

肺の門番ともいうべき鼻には、さまざまな細菌種がすみついている。多くは皮膚と同じ細菌種で、スタフィロコッカス属、コリネバクテリウム属、プロピオニバクテリウム属などだ。2017年、昔から示唆されてきたことが初めて科学的に証明された。肺にいる細菌は鼻よりも口の細菌コミュニティーとよく似ているということだ。細菌は、細菌だらけの口から出る唾液の小さな滴にのり、微量吸引を通じて気道に入り込む。

　細菌の多くは、最終的には気管の底に到着する。口からつながる空気の通り道が左右に枝分かれして、肺へ向かう場所だ。このスポットは、ヒトの直立姿勢と重力のせいで、吸引した唾液がたまるのだ。たまった細菌や粘液は咳により口に押し上げられ、体の外に排出される。ところが、細菌の中には、肺の最奥にあたる肺胞（小さな空気嚢）まではるばるたどり着くものもいる。肺胞では、私たちが吸い込んだ空気に含まれる酸素が上皮細胞膜全体に拡散し、この単一の細胞層のすぐ下にある血管に入る。

　肺に到着した細菌が加わるコミュニティーの大部分は、同じように来たばかりの細菌で構成されていることが分かっている。健康な肺では、長期的にすみつく細菌はほとんどいない。腸などとは違い、健康な肺はもてなしが悪い。食事がほとんど用意されていないうえ、免疫系が過剰なほどの警戒態勢を敷いている。口や腸をすみやすい環境としている水分もなく、肺を乾燥から守っているのは薄い界面活性物質の層だけだ。

　気管と細気管支の杯細胞は、粘液に含まれる細菌の多くを捕まえ、肺にたどり着くのを阻止している。その一方で、肺にある特殊な免疫細胞が絶えず目を光らせ、招かれざる細菌を破壊している。肺の中で枝分かれしている細気管支の内表面を覆う細胞には、繊毛と呼ばれる毛のような構造がある。この繊毛が生きたほうきさながらにリズミカルにそよぎ、ごみや侵入してきた微生物を除去している。

　肺のマイクロバイオームは、たとえるなら島のようなものだ。この島にどんな細菌集団がすむかは、互い

肺を島とすると、細菌が上陸するための港は口と鼻だけだ。

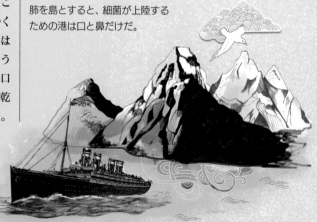

にしのぎを削る入植と排除の圧力のバランスによって決まる。

　健康な肺は南極に似ている。南極ほど寒くないかもしれないが、全体として見れば、細菌にとって厳しい環境なのは同じだ。病気を患った肺は、熱帯の群島に似ている。そうした肺では、ところどころで炎症を起こした組織が病原体に心地よい環境を提供している。

　健康な肺に最も多く見られる細菌が、ストレプトコッカス属、プレボテラ属、ベイロネラ属の細菌だ。それに対して、病気の肺には、肺炎を引き起こす肺炎桿菌や肺炎球菌、気管支炎の原因になるヘモフィルス・インフルエンザなどの細菌がいる。

肺の細菌

肺にいる細菌は肺胞にすみついている。
以下のような細菌がいる。

健康な肺
- ストレプトコッカス属
- プレボテラ属
- ベイロネラ属
- シュードモナス属
- コリネバクテリウム・アコレンス

病気の肺
- 肺炎球菌
- 肺炎桿菌
- ヘモフィルス・インフルエンザ
- 黄色ブドウ球菌
- 結核菌

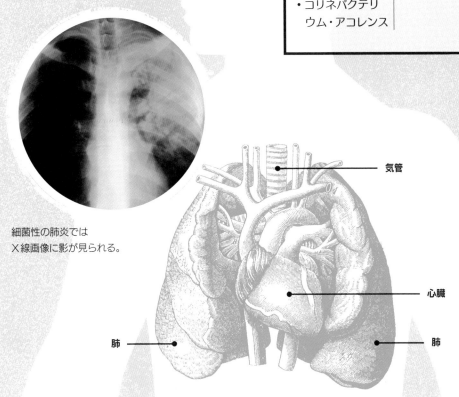

細菌性の肺炎では
X線画像に影が見られる。

気管

心臓

肺

肺

肺の細菌感染症

細菌性の肺疾患の多くは、呼吸器感染症の最大の原因であるウイルス感染の背後で起きる。インフルエンザウイルスなどのウイルスは、単細胞の上皮層にダメージを与える。そこから生じた炎症により、病原性細菌が増殖して力をつけ、肺のマイクロバイオームを乱すチャンスを手に入れるというわけだ。

物理的な要因も関係している。感染症と喫煙は、どちらも繊毛の働きを妨げる。また、効率的な咳ができないと（背中の痛みを抱えた高齢者や睡眠中など）、細菌を肺から追い出せなくなり、病原性細菌に一息つく隙を与えてしまう。夜に出る咳は、体を横たえているため、あまり効率的でないこともある。

ヘモフィルス・インフルエンザ（気管支炎）や肺炎球菌（肺炎）などの日和見病原菌が病気を引き起こすのは、肺の免疫系がすでに弱っているときだけだ。

いわゆるリーキーガット（腸壁に小さな穴ができ、腸の内容物が血管へ漏れ出す状態の腸）から血液にのってやってくる細菌もいる。集中治療室にいる急性呼吸窮迫症候群（ARDS）や敗血症などの重篤な患者の肺には、過剰な数の腸内細菌がいる。そうした患者では、腸感染症用の抗生物質が肺感染症の防止にも効果を発揮する。これは極端な例だが、腸と肺の細菌コミュニティーの秩序が乱れるとどうなるかを示している。

均衡を乱す

肺の疾患の中には、細菌の多様性の低下に関係しているものもある。嚢胞性線維症（CF）患者に見られる慢性的な細菌性肺感染症も肺のマイクロバイオームの乱れに関係していて、肺の感染症全般でどんなことが起きるのかを知る手がかりになっている。

嚢胞性線維症患者では、遺伝子の変異が原因で体内に粘液がたまる。肺に粘液がたまると、細菌の好む条件が生まれる。特に活気づくのが、日和見病原菌の緑膿菌（75ページ参照）だ。

10年にわたる研究の結果、嚢胞性線維症が進行するにつれて、細菌の総数は変わらないのに、肺のマイクロバイオームの多様性が低くなることが分かった。この原因は、患者に必要な抗生物質の日常的な使用にある。そのため、抗生物質の害が効果よりも大きくなる転換点があるのではないかという疑問が生じている。病原性細菌を殺すことは重要だが、善玉菌を失うという代償も伴うのだ。

解決策となる可能性を秘めているのが、バクテリオファージというウイルスだ。これは「細菌を食べる者」を意味する言葉で、読んで字のごとしだ。このウイルスは、緑膿菌が引き起こす慢性的な肺感染症の効果的な治療法になるかもしれない。動物実験では、期待の持てる結果が得られている。

別の研究では、特定の細菌種における「熱帯の島」効果（92ページ参照）が注目されている。嚢胞性線維症患者の肺では、同じ緑膿菌に対する治療でも、あるエリアでは効果があるのに、別のエリアではそれほどではないことがある。同じ細菌種でも、互いに隔絶されていると違った進化を遂げるからだ。そうした細

菌種では、必要な栄養、免疫系の反応、抗生物質耐性に差があることが分かっている。研究者たちはほかの細菌性肺感染症についても、エリア隔絶の影響を調べている。

肺炎はウイルスからも細菌からも引き起こされる。肺炎の原因となる細菌としては、肺炎球菌や肺炎桿菌などがある。細菌が肺に感染すると、免疫系が感染症と闘う白血球を送り込み、肺胞が液体で満たされる。そのせいで気道がつまり、呼吸や効率的なガス交換が難しくなる。

かつての米国とヨーロッパでは、結核菌による結核が最も多い死因だったが、現在ではほぼ過去の病気となっている。とはいえ、栄養状態が悪く、密集して生活している国や、免疫系が弱まっている人（AIDS患者など）にとって、結核はまだ命を脅かす病気であり、年間およそ140万人の命を奪っている。結核の治療では、数種類の抗生物質を複数回のクールで投与するのが望ましいとされている。耐性を最小限に抑えるためだ。その一方で、予防策としては、今まさに病気が進行している患者だけでなく、感染の兆候を見せていない保菌者の特定が重要視されている。

結核は少なくとも2万年前から存在していた。それに対して、レジオネラ症（98ページ参照）などの肺疾患は、もっと最近になってから出現した病気だ。

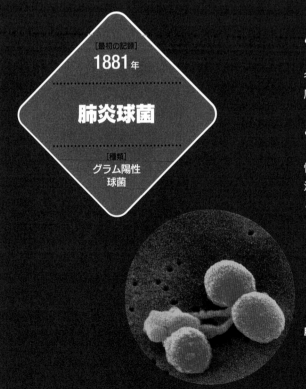

[最初の記録]
1881年

肺炎球菌

[種類]
グラム陽性球菌

どんな細菌？

病原性細菌で、その学名が示す通り、肺炎の主原因の1つだ。

どこにいる？

肺胞に感染して、侵襲性肺感染症を引き起こす。治療をしなければ、30％という高確率で死に至る。

何をする？

莢膜（きょうまく）を作って肺の免疫系から身を守る。

症例記録

程度の差はあるものの、肺炎球菌は抗生物質のペニシリンに対する耐性を獲得することがある。そのため、的を絞って高濃度のペニシリンを投与することが何よりも重要になる。

肺炎球菌

肺の善玉菌の働き

肺のマイクロバイオームの研究は、消化管のマイクロバイオームよりも10年から15年ほど遅れているものの、興味深い事実もいくつか見つかっている。その筆頭が、鼻にすむ細菌で、最近になって注目を集めるようになったコリネバクテリウム・アコレンスだ。

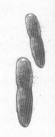

コリネバクテリウム・アコレンスをめぐる物語が始まったのは、2011年のこと。この細菌が上気道に大量にいる子どもでは、肺炎の原因菌の1つである肺炎球菌の数が少ないことが分かったのだ。これは「鶏が先か卵が先か」の類いかもしれないが、2016年には、抗菌作用のある脂肪酸の一種、オレイン酸の作用により、コリネバクテリウム・アコレンスが肺炎球菌の増殖を阻害していることが明らかになった。

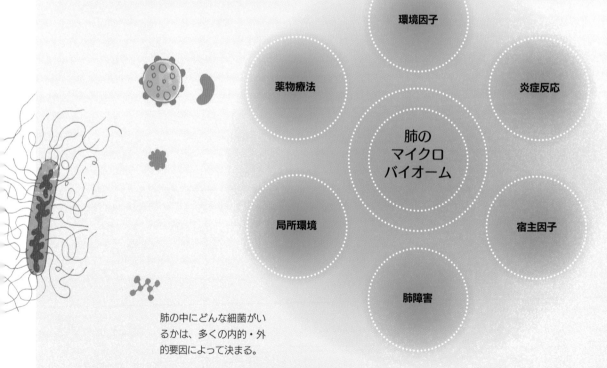

肺の中にどんな細菌がいるかは、多くの内的・外的要因によって決まる。

衛生仮説をめぐって

1989年に最初に提唱された衛生仮説では、1950年代から自己免疫疾患（多発性硬化症やI型糖尿病など）や喘息が急激に増えている理由の核心は、現代の私たちが幼い頃に病原性微生物（細菌、ウイルス、真菌）に十分にさらされていないことにあるとされていた。しかし、これまでに集まっている証拠からすると、重要な要因は、乳幼児期に多様な「善玉菌」にさらされていないことにあるようだ。私たちの免疫系が脅威に正しく反応するためには、善玉菌に鍛えてもらう必要がある。幼い頃にそのトレーニングを受けないと、体の免疫系がめちゃくちゃになり、自分の体の構成部品を異質なものと認識し始める。それにより、自己免疫疾患や喘息患者の肺で見られるような破壊プロセスが引き起こされるのだ。肺の片利共生菌が不足しているとアレルゲンに対する感度が高くなることが、出生コホート研究で示されている。科学者たちは今、どの細菌が重要かを特定し、小児喘息の予防に役立つ戦略を練ろうと試みている。

援護のヒエラルキー

体のどの部位でもいえることだが、スペースと環境は大切な要素だ。数の力で悪玉菌を追い払い、悪玉菌にとってすみにくい環境を保たなければいけない。抗生物質の使用にも、微妙なバランスが求められることが分かっている。特定の細菌に効く狭域スペクトル抗生物質を投与すると、グラム陰性細菌のヘモフィルス・インフルエンザが引き起こす肺感染症はうまく根絶できるが、グラム陽性細菌の肺炎球菌は手つかずのまま残る。この肺炎球菌の一部は、より病原性の低いヘモフィルス・インフルエンザに阻止される。体の弱った患者では、ヘモフィルス・インフルエンザの根絶により、肺炎球菌が暴れまわるチャンスが突如として生まれ、肺炎につながることがある。

[最初の記録]
1991年

コリネバクテリウム・アコレンス

[種類]
グラム陽性
桿菌

どんな細菌？

眼、耳、鼻、のどにいる片利共生菌だ。

どこにいる？

皮膚にいる表皮ブドウ球菌と同じように、コリネバクテリウム・アコレンスも2つの顔を持っている。鼻にいるときは有益な特性を発揮し、病原性細菌を撃退している。それ以外の場所にいると、極端なケースでは、乳腺膿瘍（のうよう）、心内膜炎、骨感染症などさまざまな感染症を引き起こしかねない。

何をする？

鼻の中のような最適な条件では、有益な物質であるオレイン酸を作るスイッチが入るようだ。オレイン酸は、肺炎球菌などの病原菌の活動を阻害する。目下、鼻以外の場所でコリネバクテリウム・アコレンスが病原菌に変わる要因の研究が進められている。

症例記録

コリネバクテリウム・アコレンスは扱いやすい細菌ではない。実験室で培養するには長い時間がかかる。遺伝子操作により、肺炎球菌が引き起こす肺炎を防止できる無害な変異株を作り出す試みが行われている。

善玉菌を強くして、悪玉菌を抑える

始まりはウイルスから

　肺の病気の多くはウイルスが引き起こす。しかし、ウイルス感染により内表面を覆う上皮細胞がダメージを受けると、細菌感染症につながることも少なくない。そのため、まずはウイルス感染症になる可能性を最小限に抑えることが大切だ。

　ウイルス性と細菌性の感染をどちらも防げるような対策を取ろう。手を頻繁にしっかりと洗い、睡眠をたっぷり取り、バランスのよい食事をして、喫煙をやめる。ストレスを減らして、ストレスに関係するホルモンが免疫系の邪魔をしないようにする。利用できるワクチンを接種する。特に、赤ちゃんや高齢者、慢性閉塞性肺疾患（COPD）などの肺疾患患者には大切な対策だ。たとえば、肺炎球菌ワクチンには、肺炎球菌が引き起こす肺炎を予防する効果がある。

肺にやさしい食事

　肺感染症では、食事が意外な役割を果たしている。肥満の人は呼吸器感染症にかかる確率が高い。これはたぶん、高カロリーの食事とそれによる肥満が免疫反応を乱すからだろう。最近の研究では、ニンニクから抽出されるアリシンという分子が、肺にいるバークホルデリア・セパシアの抗生物質耐性株を効果的に殺すことが分かっている。アリシンの効果を得るためには、気分が悪くなるほど大量に生のニンニクを食べる必要がありそうだが、抗菌性のある食品としてニンニクが昔から好まれてきた理由は、これで説明がつくかもしれない。

ターゲットを守る

　肺炎などにかかりやすい患者のための新しい予防療法では、肺の上皮細胞の作用を高めることに重点が置かれている。上皮細胞は単一の細胞層で、肺胞の内表面を覆い、酸素を血液に吸収するのを助けているが、肺の見張り番としての役割も兼ねている。この上皮細胞が幅広い分子の武器を使えるようにすれば、侵入してくる病原菌を撃退する態勢が整う。少なくとも、最悪の攻撃を最小限に抑えることができる。

文明が作り出した感染症

　1973年、スコットランド人の観光客グループが、重症の肺炎にかかってスペインから帰国した。原因は不明のままだったが、3年後、米国フィラデルフィアで開かれた米国在郷軍人会の州大会に参加した退役軍人のグループが同じような病気にかかった。致死率は16%で、詳しい調査をする必要に迫られた。そこで見つかったのが、レジオネラ・ニューモフィラだ。この細菌は、普段ならきれいな水や湿った土でしか見つからないが、エアコン機器、シャワーヘッド、泡風呂などには、この細菌が増殖して拡散する絶好の条件がそろっている。レジオネラ症は、まさに人間の文明が作った病気だ。現在では、衛生に関する規制により流行は最小限に抑えられているものの、この病気は細菌がいかに簡単に人類を出し抜けるかを思い起こさせてくれる。

その手段の1つとなるのが、細胞どうしの隙間を広げる酵素を分泌する上皮細胞の能力だ。これにより新たなスペースができれば、免疫細胞が標的の細菌に近づきやすくなる。

重要なのは、このプロセスをコントロールする方法を見つけることだ。免疫細胞の数が増え、その結果として炎症が起きると（36ページ参照）、呼吸がひどく妨げられる恐れがあるが、免疫細胞が少な過ぎては、細菌感染を一掃できない。ここでも難しい綱渡りが求められる。

現時点で臨床試験段階にある新治療法としては、緑膿菌など毒性の高い病原性細菌が上皮細胞に付着するのを阻害し、抗生物質に耐性のあるバイオフィルムの形成を防ぐ治療法などがある。抗生物質耐性は緑膿菌や肺炎球菌などの細菌でますます大きな問題になっているが、エアロゾルなどの新しい投与方法なら、濃縮された抗生物質を細菌活動の中心地に正確に届けられる。

窓を開くアプローチ

空調の利いた病室の空気中に漂っている微生物を分析したところ、新鮮な空気中にいる微生物とはほとんど一致しないことが分かった。屋外の空気には、植物や土壌に由来する無害な微生物がたくさんいる。ところが室内では、有害なウイルスや細菌の数が増える。そうした外の世界にはあまり存在しない病原体は、病気の患者の口や皮膚から出てきたものだ。

フローレンス・ナイチンゲールなら、黙っていないだろう。ナイチンゲールはクリミア戦争のさなかの1850年代、細菌に関する知識もないまま、窓を開けているほうが感染症患者の回復が早いことに気づいた。きれいな空気が運んできた無害な環境微生物が、私たちの肺の中のスペースを占め、病原菌を締め出してくれるからだ。

窓をずっと開け放しておくことは必ずしも現実的ではない。とはいえ、多くの人が日々のおよそ90%を屋内で過ごしていることから、建築家は細菌と共生しやすい建物を設計するようになっている。そうした建物は、善玉菌が私たちの肺で足場を築き、病原菌の入り込むスペースを極力少なくするのに役立つかもしれない。

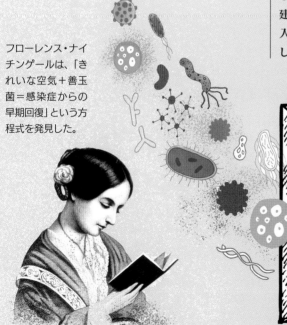

フローレンス・ナイチンゲールは、「きれいな空気＋善玉菌＝感染症からの早期回復」という方程式を発見した。

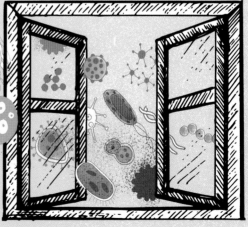

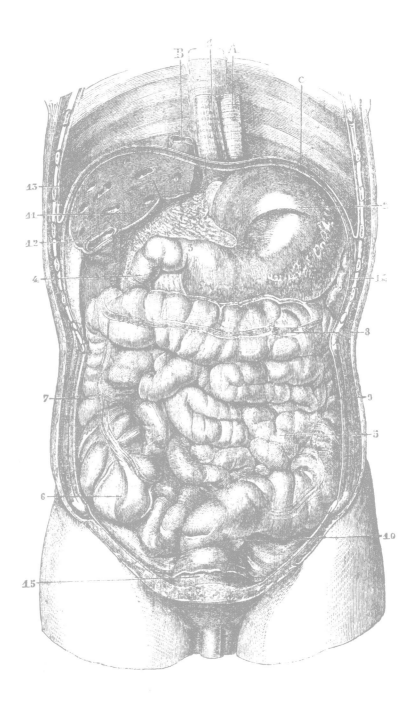

消化管

　私たちの消化管には100兆個もの細菌がいる。その数は、地球上にいる人間の数や、体のほかの場所にいる細菌の数をはるかに上回る。幸い、大部分は友好的で役に立つ細菌で、その働きぶりには、目をみはるものがある。心の健康から免疫系まで、腸内細菌は私たちの健康に途方もなく大きな影響を与えている。消化管はもはや「忘れられた臓器」ではない。

細菌は消化管のどこで、どんなふうに暮らしているのか

皮膚は外の世界と体を隔てる最も分かりやすいバリアだが、体の内側では、胃の下で曲がりくねっている腸が、細菌に広いすみかを提供している。人間は一人一人が違う腸内細菌叢を持っていて、細菌種の数は数千から数万に上ることもある。問題は、私たちの健康と幸福を守るためにはどの細菌を強くして、どの細菌を抑えればいいのかということだ。

いくつかのパターンが見え始めている。1人の人間のエンテロタイプ（腸内細菌叢のタイプ。主に3タイプに分類される）は、どの「科」に属する細菌が腸内で多数派を占めるかによって決まる。年齢、性別、親に関係なく、複数ある細菌の「科」の1つがその人のエンテロタイプを支配しているのだ。

たとえば、バクテロイデス科細菌は炭水化物分解のエキスパートで、肉も大好きだ。そのため、バーガーやソーセージが好きな人の腸にたくさんいる。バクテロイデス科細菌は几帳面な性質で知られているので、腸内を漂う大量の老廃物を餌に生き延びているほかの細菌ともうまくやっていける。ベジタリアンの腸で優位なのはプレボテラ科細菌で、ほかの多くの細菌と同じく、ビタミンの産生に関わっている。

私たちが食事をするたび、細菌は体の中に入ってくる。そのため、食事は腸内のエンテロタイプを左右する最大の要素だ。食べ物は食道を通過して胃に入り、そこで本格的な消化が始まる。胃の先にある小腸で、消化された炭水化物、タンパク質、脂肪が血流に吸収される。腸の蠕動（筋肉のリズミカルな不随意運動）が食べ物を押し、腸の中を移動させる。酸性度の高い胃と小腸は、細菌が生きにくい環境だ。そのせいで、不毛とはほど遠い場所であるにもかかわらず、健康な人の胃と小腸にいる細菌の数は比較的少ない。

小腸の先では、消化されなかった物質（主に繊維）が大腸に運ばれる。食べ物は大腸で最も長い時間を過ごす。最長で16時間だ。そのため、大腸に入ると、細菌の密度と多様性が一気に高まる。大腸では、嫌気性細菌が100対1から1000対1の割合で好気性細菌を圧倒している。嫌気性細菌が酸素の少ない過酷な環境に強いせいだ。

腸はどこをとっても変化に富み、腸管内腔（食べ物が移動する空間）、小腸と大腸の陰窩（腺）、大腸の粘液層などの微小生息環境にそれぞれ独特な細菌コミュニティーができている。陰窩や粘液層は、感染症のあとに内腔に舞い戻る細菌のたまり場になるという点でも重要だ。

まっすぐに伸ばすと8mにもなるヒトの腸（小腸と大腸を合わせた場合）は、平均的な成人男性の身長のおよそ4.5倍の長さがある。体の中では、大腸が小腸を取り巻くように曲がりくねっている。

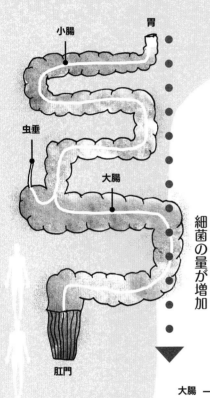

小腸

胃

虫垂

大腸

肛門

細菌の量が増加

消化管の細菌

ヒトの消化管のマイクロバイオームは、全部で3万5000種という信じられない数の細菌種で構成されている。そのため、ここではごく一部しか紹介できない。

❶ 胃
ヘリコバクター・ピロリ、サルモネラ・ティフィムリウム、大腸菌

❷ 小腸
ラクトバチルス・カゼイ、カンピロバクター・ジェジュニ

❸ 大腸
バクテロイデス・フラジリス、プレボテラ・コプリ、ルミノコッカス・ブロミイ、ビフィドバクテリウム・ロンガム、クロストリジウム・パーフリンジェンス、コレラ菌、クロストリジウム・ディフィシル

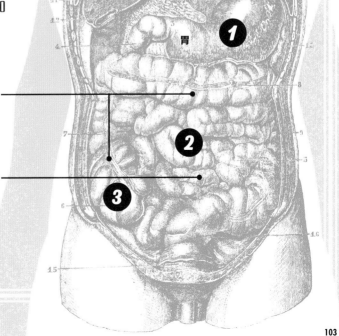

大腸

小腸

消化管の細菌感染症

消化管の病気のいくつかは、原因がよく分かっている。特定の細菌が消化管を経由して体内に入り込み、深刻な症状を引き起こすのだ。体のほかの場所で症状が出ることも多い。最も一般的なのが、汚染された食べ物や水から細菌が消化管に感染するケースだ。

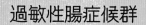

　おなかを下すタイプの食中毒は、カンピロバクター、サルモネラ菌、大腸菌、リステリア（130ページ参照）などの細菌が引き起こす。ただし、熱帯地域に多いコレラや腸チフスなど別のタイプの細菌感染症や、腸内細菌のバランスの乱れの可能性も考える必要がある。

　消化管に長期的にすんでいる細菌の中にも、病気を引き起こす細菌がいることが突き止められている。たとえばヘリコバクター・ピロリ（ピロリ菌）は、世界人口の約半数が感染しており、そのうち15％程度が潰瘍になるといわれている。ピロリ菌が病原菌になりうることは、1984年にオーストラリアの生物学者、バリー・マーシャル博士が自らピロリ菌を飲んだとき初めて確認された。絶対に真似してはいけないが、この実験のおかげで、マーシャル博士と共同研究者のロビン・ウォレン博士は2005年にノーベル賞を受賞した。ピロリ菌による感染症は、胃がんのリスク上昇とも関連がある。

ワクチンの成功

　腸の細菌感染症のワクチンとしては、コレラと腸チフスのワクチンがある。発展途上国に多い腸チフスは、細菌を含む便や尿で汚染された食べ物や水から感染する。腸チフスを引き起こすサルモネラ・ティフィ（チフス菌）は、サルモネラ食中毒の原因になる細菌の近縁だ。腸チフスは別の部位にも広がり、多くの臓器を侵すことがある。すぐに治療しなければ、深刻な合併症につながり、死に至ることもある。

過敏性腸症候群

　過敏性腸症候群（IBS）は胃けいれん、膨満感、排便習慣の変化といった症状のほか、うつや不安を伴うこともある。原因には多くの要素が絡むが、腸内細菌が関係しているのは確実で、過敏性腸症候群に悩む人なら、ストレスにさらされると悪化することも知っているはずだ。マウス実験では、腸内細菌と脳のつながりや、腸内細菌の構成の乱れが背後にあることが示唆されている。過敏性腸症候群患者の腸内では悪玉菌の数が増加するので、その理由の解明が、この病気を理解する鍵を握っているかもしれない。善玉菌（ラクトバチルス属やビフィドバクテリウム属）を増やし、悪玉菌（クロストリジウム属の細菌、大腸菌、サルモネラ菌、赤痢菌、シュードモナス属の細菌）を減らせば、身体面でも精神面でも症状が軽減すると見られている。だとすれば、腸内細菌を調節する治療方法には期待が持てそうだ。

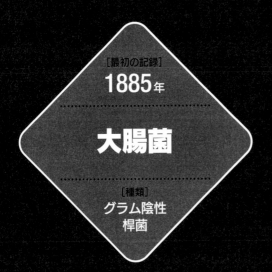

[最初の記録]
1885年

大腸菌

[種類]
グラム陰性
桿菌

症例記録

　通常、大腸菌による感染症には抗生物質が使われるが、大腸菌O157の感染は例外だ。O157のケースでは、抗生物質により症状が悪化したり、溶血性尿毒症症候群というさらに深刻な病気につながったりする恐れがある。けがや炎症性腸疾患などにより、腸に裂け目や損傷ができていると、大腸菌が腸の外にも感染することがある。

大腸菌は鞭毛を使って移動する。

どんな細菌?

　腸にすむ片利共生菌。ほとんどの株は無害だが、尿路感染症や食中毒などを引き起こすものもいる。

どこにいる?

　大腸菌による食中毒の潜伏期間は通常1〜8日だ。腹痛や下痢などの症状が数日から1週間ほど続く。

何をする?

　志賀毒素と呼ばれる毒を作る大腸菌O157株による食中毒のほとんどは、火がしっかり通っていない牛肉（特にハンバーグなど中まで火が通りにくい料理）を食べたり、低温殺菌されていない牛乳を飲んだりしたときに起きる。

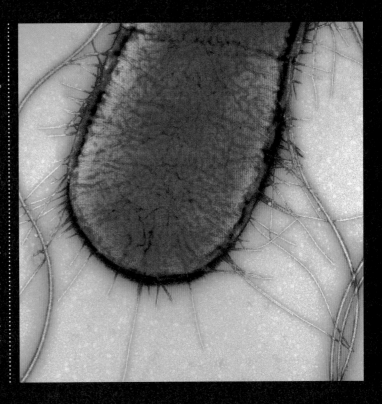

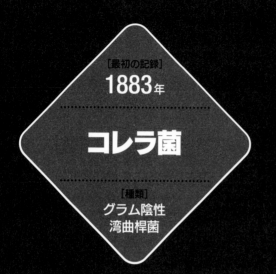

[最初の記録]
1883年

コレラ菌

[種類]
グラム陰性
湾曲桿菌

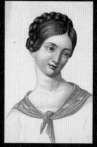
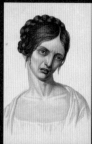

コレラ感染前と感染末期のウィーンの女性を描いた1830年代の版画。青い顔色は重度の脱水症状を表している。

どんな細菌？

水の中にいる細菌。

どこにいる？

通常は汚染された水や食べ物を通じて口から体内に入り、小腸で感染の準備を整える。

何をする？

感染すると下痢と嘔吐を引き起こす。重症化すると、循環障害や多臓器不全により死に至ることもある。

症例記録

コレラは長らく空気感染すると考えられていたが、1854年、英国のジョン・スノー医師が、ロンドンで流行していたコレラの原因を汚染された給水ポンプと特定した。スノーの「病原菌」説は1860年代になるまで受け入れられなかった。現在でも、コレラによる死者は年間12万人と推定され、およそ80カ国で流行している。多くの場合、食べ物と水の衛生対策だけで十分予防できるが、コレラが流行している場所で援助活動をする人はワクチンを接種することがある。

コレラ菌の光学顕微鏡写真。

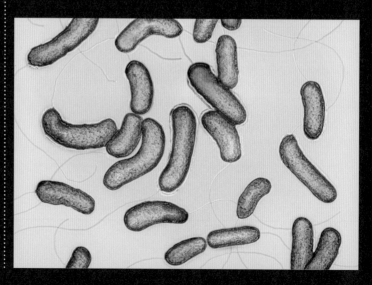

ディスバイオシスと病気

　病気の多くは特定の細菌種が原因というわけではなく、ディスバイオシス、つまり腸内細菌のバランスの乱れに関係しているようだ。この乱れは、いろいろな原因で起きる。たとえば、抗生物質による感染症治療、生活習慣の急激な変化（不摂生な週末）や、食中毒などだ。

　炎症性腸疾患（潰瘍性大腸炎やクローン病）などの慢性腸疾患や過敏性腸症候群は、腸のマイクロバイオームと免疫系の複雑な相互作用から生じると見られている。セリアック病は腸の自己免疫疾患で、リウマチ性関節炎や多発性硬化症などの自己免疫疾患と同様、腸の細菌感染が引き金になる可能性がある。糖尿病、がん腫、HIVなどの疾患と腸内細菌との関係についても研究が進められている。

消化管の「庭」を支えるのは、消化管の細胞、免疫系、細菌種の間での健全な「異花授粉」によって維持される細菌の多様性とホメオスタシス（生体恒常性）だ。

治療

　腸内細菌とさまざまな病気とのつながりは今も解明の途上にあるが、この分野の研究から新しい治療法が生まれることが期待されている。新しい抗生物質の発見と開発を目指す研究が続く一方で、大きな難問である抗生物質耐性菌（47ページ参照）や、抗生物質という力ずくのアプローチに伴う問題から、もっと視野の広い治療法も研究されるようになっている。プレバイオティクスやプロバイオティクス（160～161ページ参照）を使った善玉菌の増殖の促進や、健康な人から病気の人への善玉菌の移植（163ページ参照）が治療法として研究されている。細菌が過剰に増殖して生じる大腸炎では、体にもとから備わっているシステムを乗っ取って細菌の増殖を抑制する方法が検証されている。そのシステムとは、マイクロRNAと呼ばれる小さな遺伝物質だ。腸の細胞が作るマイクロRNAは、細菌の細胞壁を通り抜け、細菌の増殖に影響を与える。マイクロバイオームの操作による健康改善は、科学界で大きな注目を集めている。

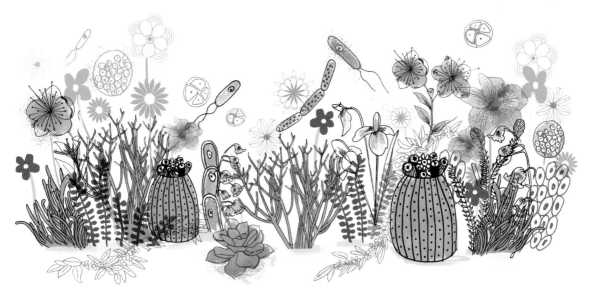

腸の善玉菌の働き

大腸にいる細菌は、私たちの健康のため忙しく働いている。
代謝に積極的に関わり、免疫反応をコントロールし、病原体
の侵入を防ぎ、免疫系を刺激してくれているのだ。しかし、
それは腸内細菌の役割のごく一部にすぎない。

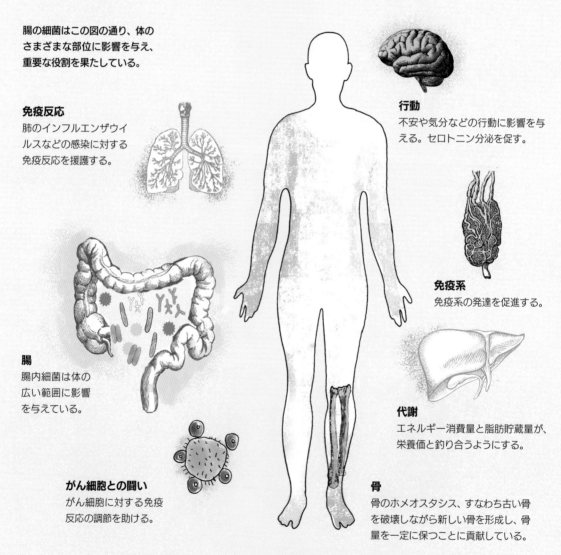

腸の細菌はこの図の通り、体の
さまざまな部位に影響を与え、
重要な役割を果たしている。

免疫反応
肺のインフルエンザウイ
ルスなどの感染に対する
免疫反応を援護する。

腸
腸内細菌は体の
広い範囲に影響
を与えている。

がん細胞との闘い
がん細胞に対する免疫
反応の調節を助ける。

行動
不安や気分などの行動に影響を与
える。セロトニン分泌を促す。

免疫系
免疫系の発達を促進する。

代謝
エネルギー消費量と脂肪貯蔵量が、
栄養価と釣り合うようにする。

骨
骨のホメオスタシス、すなわち古い骨
を破壊しながら新しい骨を形成し、骨
量を一定に保つことに貢献している。

短鎖脂肪酸

腸の善玉菌は、食物繊維の発酵プロセスの一環として短鎖脂肪酸を作る。短鎖脂肪酸は腸細胞の主なエネルギー源だ。しかし、善玉菌は細胞に栄養を与える以上の仕事をしている。たとえば、酢酸は筋肉の健康に欠かせない。プロピオン酸は体の組織がインスリンに反応するのを助け、糖尿病などの代謝疾患を防いでいる。酪酸は免疫系を抑制し、抗炎症薬として作用する。

うれしいことに、食物繊維をたくさん消化するほど、食物繊維を発酵させるビフィドバクテリウム属などの細菌をたくさん腸内で養うことができる。腸内にそうした細菌が増えるほど、有益な短鎖脂肪酸の産生量も増える。

ビタミン

意外かもしれないが、必須ビタミンは必ずしも食べ物から摂取されているわけではない。一部の必須ビタミンは、腸内細菌によって作られている可能性がある。その貢献のほどはまだよく分かっていないが、ビタミンK（血液を凝固させ、傷を癒すのを助ける）の1日の必要量の最大半分に相当する量を腸内細菌が作っていると見られている。ビタミンの生成には複雑な化学反応が絡んでいる。たとえばビタミンB12は、手の込んだ分子のジグソーパズルさながらに、30前後の部品で組み立てられている。ビタミンB12が不足すると、体力がなくなり、疲労感が生まれる。ビタミンB12の組み立ては、シュードモナス・デニトリフィカンスをはじめ、大腸にいる少なくとも20種類の細菌が担っている。そのほか、活力を高めるビタミンB1（チアミン）やビタミンB2（リボフラビン）は、未加工の植物や動物性食品に含まれているが、大腸にいる細菌にも作ることができる。ビタミンB1に含まれる硫黄（いおう）は、エンテロタイプがプレボテラ科細菌によって支配されている人特有の腐った卵のような臭いの原因となる。

細菌と体重

殺菌された環境で繁殖させ飼育した無菌マウスから、肥満をめぐるさまざまなことが分かっている。無菌マウスは細菌を持つ同腹のマウスよりも餌を多く食べ、食べ物の消化にかける時間が長い。免疫系も弱い。肥満のヒトから採取した腸内細菌を無菌マウスに移植すると、肥満ではないヒトの細菌を移植した場合よりも体重が増える確率が高い。どうやら腸内細菌は、私たちが食べ物をいかに効率よく処理するかに関与しているようだ。

人間を対象とした研究では、肥満の人の腸内細菌は痩せている人に比べて多様性が低く、炭水化物を分解できる細菌が多いことが分かっている。つまり、肥満の人はより効率的に食べ物から栄養素を絞り出せるので、より太りやすいということだ。飢饉のときには価値ある能力だとしても、飽食の時代では話が変わる。

軽度の細菌感染が何らかの役割を果たしている可能性もある。そうした感染では明らかな症状は出ないが、血中の炎症マーカーが増加する。細菌の作るシグナル伝達分子が肝臓などの臓器に狙いを定め、脂肪の蓄積を助長しているとも考えられる。

チョコレートを食べたくなるのは腸内細菌のせいだという説もある。細菌は血管を通って脳に入れるほど小さな分子を作ることができる（152〜153ページ参照）。この説によれば、私たちがおいしい（細菌にとっては栄養のある）チョコレートを食べると、快楽をつかさどる受容体を刺激する神経伝達物質を細菌が脳に送り込み、私たちに"ごほうび"を与えるのだという。

薬の作用への影響

　腸内細菌は薬の代謝にも影響を与えている。おそらく、その影響は今分かっているよりもはるかに大きいだろう。たとえば、解熱鎮痛薬は人によって毒性の強さが変わるが、一部の腸内細菌は、この薬を処理する肝臓の能力に影響を与える物質を作っている。

　がん患者の腸内細菌構成が適切に保たれていると、抗がん治療の効果が上がる可能性がある。もしかしたら、化学療法の成功率が期待するほど高くない理由の1つは、そこにあるのかもしれない。化学療法を受けているときに抗生物質を避けるのも1つの手だ。それにより、治療効果を示す人の数が40%ほど増加する可能性がある。多くの場合、抗生物質は命を救う薬だが、その使用には代償も伴う。腸内細菌の微妙なバランスを乱してしまうのだ。

　患者の腸内マイクロバイオームのプロファイリングとそれに沿って個人化した医療は、遺伝子プロファイリングとともに、がんなどの複雑な病気の治療を微調整する方法として期待されている。

免疫反応のコントロール

　体のほかの部位と同じように、腸にいる細菌も、単にスペースを独占して病原性細菌がすみつけないようにすることで私たちを守ってくれている。3層からなる皮膚とは違い、腸の中では、一層だけの上皮細胞により、腸管内腔を通過するものと体内を循環する血液が隔てられている。そのため腸内壁は、免疫監視という重要な役割も担っている。この仕組みにより腸の中を移動する分子や細菌を検知して反応している。

　免疫反応の教育と調節は、腸内細菌がこなしている多くの役割の1つだ。善玉菌は、免疫系の主な標的となる敵と、味方を見分けるようアシストしてくれる（34〜37ページ参照）。

　消化管でこの活動の中心となるのは、免疫細胞を常にため込んでいる大腸だ。大腸では免疫系の反応性が高く、片利共生菌と免疫細胞の相互作用により、抗体

（免疫グロブリンA）、サイトカイン（免疫調節分子）、制御性T細胞の産生が刺激されている。この細菌と免疫系の相互作用が病原体に対する反応を調節している。さらに、リウマチ性関節炎や多発性硬化症（MS）などの自己免疫疾患の発症や調節に関係している可能性もある。

私たちの感情も左右する？

　体のシステムは、どんなものであれ、単独で働いているわけではない。腸内細菌が果たしている重要な役割ほど、それをはっきり物語るものはない。脳などの中枢神経系と腸の局所的な神経や腸内細菌の間では、多くの会話が交わされていることが分かってきている。腸脳軸（152〜153ページ参照）と呼ばれるこの双方向コミュニケーション・システムは、人体の健康ばかりか、気分にも影響を与えているようだ。

　テスト前の胃が沈み込むような感覚にも、この双方向の相互作用が絡んでいる。マウスの研究とヒトでの予備研究では、腸内細菌は過敏性腸症候群（IBS）や糖尿病などの身体的な病気だけでなく、感情（150〜151ページ参照）や、ストレスや痛みに対する反応にまで影響を及ぼしている可能性があることが分かっている。

　この手の研究は、実施するのが難しい。というのも、1つの細菌だけが関わっているわけではないからだ。どの細菌を応援するべきかを正確に突き止めるのは、簡単なことではない。そのうえ、人の感情はしばしばとても主観的で、誤解の余地がある。それでも、腸内細菌を利用して感情を操作できるという説には、興味と期待をそそられる。研究という点でも食生活の変化という点でも、力を注ぐべき分野だろう。

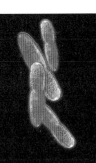

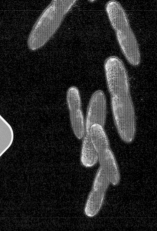

[最初の記録]
1898年

バクテロイデス・フラジリス

[種類]
グラム陰性
桿菌

どんな細菌?
　大腸にすむ片利共生菌。

何をする?
　バクテロイデス・フラジリスが体内にいるのは、歓迎すべきことといっていいだろう。マウスにこの細菌を与えた実験では、T細胞を正常な数に回復させる効果が見られた。その効果は、この細菌の細胞表面にあるPSAというたった1つの分子から生まれている可能性がある。マウスにPSAを投与したところ、大腸炎や多発性硬化症などの炎症性疾患の予防や治癒の効果があった。

どこにいる?
　普段は大腸にすんでいるが、手術や別の感染症などにより血流や周辺の組織に入り込むと、感染を引き起こすこともある。

症例記録
　養う価値のある細菌ではあるが、注意書きもつけるべきだろう。この細菌の驚くべき特性に関する研究の多くは、マウスでしか行われていない。ヒトでも同じような目覚ましい効果が得られるかどうかは、現時点では不明だ。

バクテロイデス・フラジリス

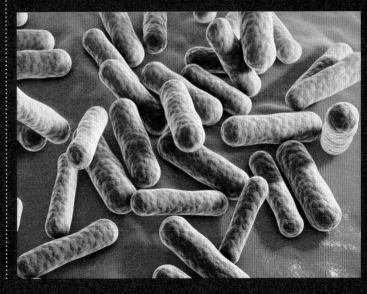

善玉菌を強くして、悪玉菌を抑える

脳やほかの臓器、腸にいる細菌、そして私たちが食べるもの。
その間には複雑に連なる相互作用があり、そのすべての根本
に遺伝子の影響がある。脳の機能や遺伝子発現情報は、簡単
には操作できない。しかし、食生活を改めることはできる。

　肥満の人でよく見られるように、体重の増加には、
単に不適切なものを食べる以上のことが関係してい
るかもしれない。重要な役割を担っているのは、腸内
細菌だ。そのため、クローン病など腸に直接影響する
慢性疾患から、リウマチ性関節炎などほかの部位で発
症する疾患まで、あらゆる種類の病気を食事療法によ
って改善できる可能性もある。

バランスよく食べないと、
腸の善玉菌が活躍できない。

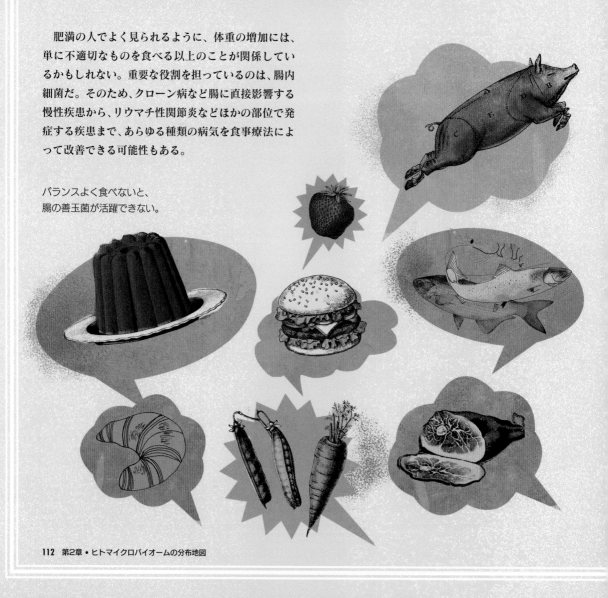

腸を健康にする食事

以下の食材を含む、変化に富んだ食事を取れば、健康で多様な腸内細菌のコミュニティー作りを後押しできる。

- たっぷりの野菜と果物。加工が少ないほど、繊維が多く含まれていることを忘れずに。

- 抗酸化物質が豊富で、腸のマイクロバイオームの多様性を促進する食品。アーモンド、ブルーベリー、チョコレートなど。

- 良質な脂肪。たとえば、アボカドやクルミに含まれているもの。これも腸の善玉菌のエネルギー源となる。

- 魚、卵、加工の少ない肉などの良質のタンパク質。ホットドッグのソーセージやベーコンのような添加物を含む肉とは違い、腸内のアミノ酸発酵細菌にアミノ酸を供給できる。

- 体によい細菌を豊富に含む食品。たとえば、生きた細菌の入ったヨーグルトなどのプロバイオティクス発酵食品（160〜161ページ参照）。善玉菌が腸内に定着するのを後押しできる。

- 精製された炭水化物や糖の摂取は控えること。そのほとんどは腸内細菌のもとに到着する前に吸収されるので、細菌の栄養にはならない。

腸にやさしい食事

たとえば、地中海式食事法（たっぷりの色あざやかな野菜と果物、魚、豆類、ナッツ類、オリーブ油、少量の赤肉、乳製品、赤ワインなどで構成される。加工食品や糖分の多い食品はごくごくわずか）は、体によいことで知られている。心臓、肌、骨の健康だけにとどまらない。この種の料理で使われる食材はどれも、腸の善玉菌の大好物でもある。それらを食べることで、免疫系を調節し、必須ビタミンや神経伝達物質であるセロトニンやドーパミンなどの「幸せホルモン」を産生する善玉菌を応援できる。腸内細菌が腸脳軸でも大きな役割を果たしていることから、食事が感情や不安、うつ病の症状に影響を与える可能性もある（150〜151ページ参照）。

塩を控える

塩は高血圧と関係しているが、その原因は塩が腸内細菌に及ぼす影響にあるかもしれない。最近の研究では、高塩分の餌を与えたマウスの腸では、ラクトバチルス属細菌などの善玉菌が減り、高血圧に関係する免疫細胞の産生が増加することが分かった。同じマウスに減った細菌を移植すると、逆の効果が得られた。ヒトを対象にした研究の初期データでも、その効果が裏づけられている。塩分摂取量と心臓の健康を結びつける腸内細菌の調節は、高血圧や心臓疾患と闘うための1つの手段になるかもしれない。

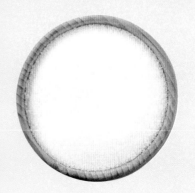

人生を支える食事

　私たちが食べるものは、生まれたその日から私たちの腸内細菌に影響を及ぼしている（134〜135ページ参照）。そのため、健康的な食生活の維持は、一生を通じて大きな意味を持つことになるだろう。

　最近の研究を見る限り、高齢者人口が増えている現代社会では、腸内細菌の多様性にいっそうの注意を払う必要がありそうだ。介護施設で長く暮らしている人は、地域社会の中で生活している人に比べて腸内細菌の多様性が大幅に低い。この多様性の低下は、筋力の低下や活動の減少、健康状態の悪さに関係している。食習慣の改善などにより高齢者の腸内細菌をコントロールする方法を見つければ、晩年に病気を抱えて過ごす年数を短くできるかもしれない。

バイオティクス

　抗生物質は病原菌に対抗するための重要な手段だが、使い過ぎると腸のトラブルを引き起こす。抗生物質は腸内細菌の構成を変え、残念ながら悪玉菌と一緒に善玉菌も一掃してしまう。細菌コミュニティーの大

食品を冷蔵保存することで
病原菌の増殖を最小限に抑えられる。

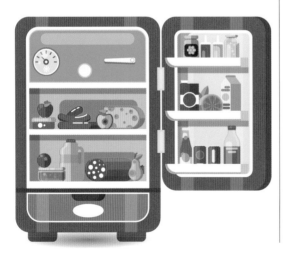

4つのC

　汚染された食べ物は、食中毒の原因になる細菌が消化管に入り込む主要経路だ。食品基準当局は、食中毒を避けるための簡単だが効果的な対策を推奨している。4つのC、つまりCleaning（洗浄）、Cooking（調理）、Chilling（冷蔵）、Cross-contamination（二次汚染）の回避だ。

　保存に関する説明書きや賞味期限も役に立つ。見た目と臭いに頼るだけでは十分とはいえない。

部分はもとに戻るが、頻繁に抗生物質を投与していると、長期的に腸の多様性が低下する。そして、多様な細菌コミュニティーというバリアが失われると、腸はいわば穴だらけの状態になり、サルモネラ・ティフィ（チフス菌）やクロストリジウム・ディフィシルといった日和見病原菌が残っている栄養にありつき、空いているスペースに定着してしまう。

　抗生物質とは別のアプローチとして、プロバイオティクス（160〜161ページ参照）により善玉菌を補強する手がある。プロバイオティクスを使えば、抗生物質を服用しなくても、健康な腸内細菌集団を築ける可能性がある。十分な量の適切な細菌を腸に届ける方法については、まだ研究すべきことがたくさんあるが、炎症性腸疾患（IBD）などに対してプロバイオティクスを使った初期の結果は、期待の持てるものだった。善玉菌だけを選んで育むプレバイオティクスも役に立つかもしれない（160〜161ページ参照）。

野菜は食物繊維を豊富に含んでいる。繊維は人間には消化できないが、プレバイオティクスとして腸内細菌を養える。

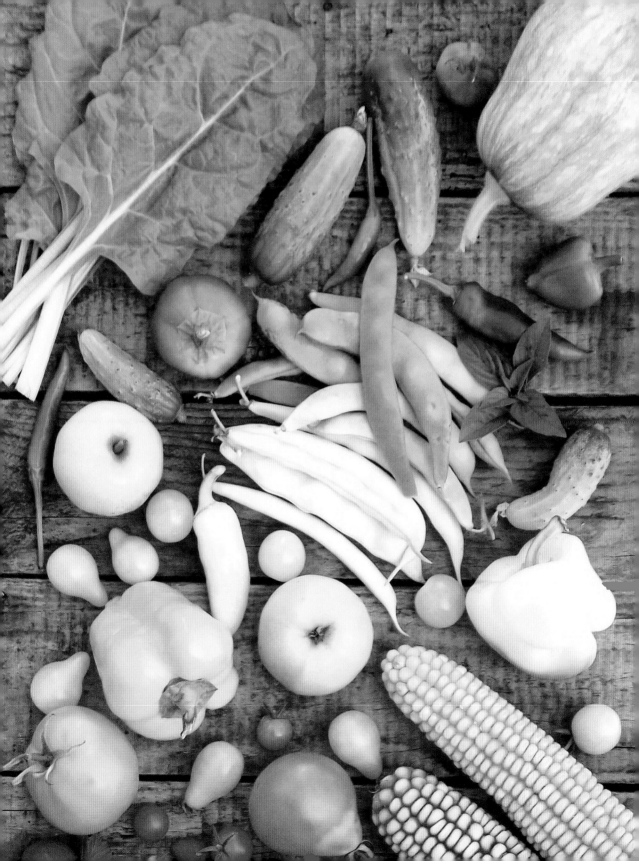

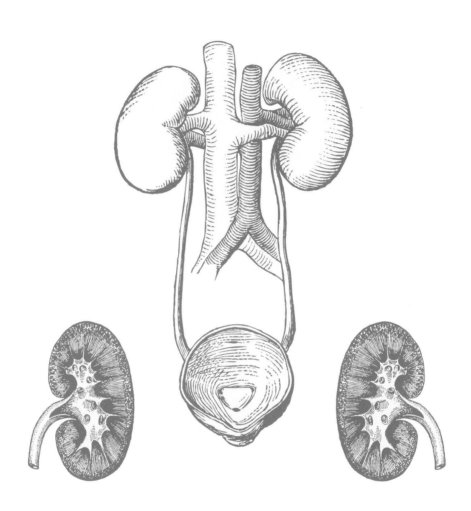

泌尿生殖器系

　デリケートなこの部位にすむ細菌の構成は、健康にとって重要な意味を持つ。ヒトマイクロバイオーム・プロジェクトで分析したすべての部位のうち、細菌の多様性が最も低いのが膣だった。とはいえ、膣では低いほうが正常で、多様性の高さは病気と結びついている。男性では、陰茎にいる一部の細菌が、最近になってHIV感染のリスク因子のリストに加わった。

細菌は泌尿生殖器系のどこで、どんなふうに暮らしているのか

女性では、子宮頸、卵管、子宮で細菌が見つかっている。ほかの免疫系から隠れた部位にいる細菌と同じように、そうした細菌が正体を現したのはつい最近のことだ。少なくとも赤ちゃんのいない子宮については、細菌の働きはまだよく分かっていない。

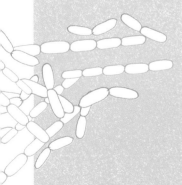

細菌が最も陣営を張っている場所は膣だ。膣の細菌は、スペースを独占することにより、病原性細菌や真菌による感染を防いでいる。また、積極的に膣内のpHを下げ、酸を好まないほかの細菌が入り込めないようにもしている。膣壁から分泌される酸性の粘液も、招かれざる細菌を撃退している。

細菌の構成は人によって千差万別だ。最近の研究を見る限り、膣には細菌の標準セットというものはないらしい。一人一人に、自分なりの健康な状態があるのだ。それに影響を与える主要因としては、民族、性的活動、ホルモンの状態（思春期／月経／妊娠／閉経前後）などがある。

膣の細菌構成に関して、女性は5つのカテゴリーに分けられる。そのうち4つのグループは、乳酸を作るラクトバチルス属細菌に支配されている。それらの細菌種（L. クリスパタス、L. イネルス、L. ガセリ、L. イエンセニ）は、ヒトの膣に特有の細菌のようだ。第5のグループは嫌気性細菌（シュードモナス属やアシネトバクター属の細菌など）が優勢で、これは感染症のかかりやすさと関係している可能性がある。

膣で起きることは、生殖管のさらに奥深くで進行することに影響する。膣以外のエリアではラクトバチルス属細菌の割合が少しずつ減っていくが、とはいえ子宮ではまだ30％ほどを占めている（右ページ参照）。

男性の場合、陰茎にさまざまな細菌がすんでいる。細菌は尿道にも包皮にもいる。どんな細菌がいるかは、年齢、性的活動、割礼をしているかどうかに左右される。消化管や口や膣と比べると総数はずっと少ないものの、当然ながら、陰茎の細菌は性的なパートナーと共有される。特に、ガードネレラ・バギナリス、アトポビウム・バギナエ、メガスファエラ属やプレボテラ属の細菌など、膣症を患う女性でよく見られる細菌が、パートナーと共有されていることが多い。そうした細菌は陰茎から膣に移動する。ラクトバチルス属細菌は陰茎ではあまり見られないが、健康な男性の尿道によくいる細菌の1つでもある。

女性の泌尿生殖器系にすむ細菌集団では、多数派を占めるラクトバチルス属細菌が主役を演じている。

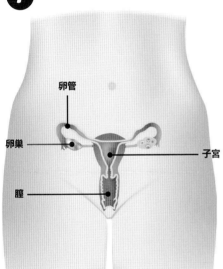

泌尿生殖器系の細菌

ヒトの泌尿生殖器系には
以下のような細菌が見られる。

❶ 女性

膣：ラクトバチルス属細菌が90％、クラミジア・トラコマチス、淋菌

子宮：ラクトバチルス属細菌が30％

卵管：ラクトバチルス属細菌は1％

尿道：大腸菌

❷ 男性

陰茎：ガードネレラ・バギナリス、アトポビウム・バギナエ、クラミジア・トラコマチス、メガスファエラ属やプレボテラ属の細菌

尿道：ラクトバチルス属、ストレプトコッカス属、プレボテラ属、フソバクテリウム属の細菌

卵管

卵巣

膣

子宮

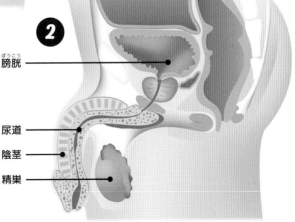

膀胱（ぼうこう）

尿道

陰茎

精巣

ラクトバチルス属細菌は男性の泌尿生殖器系でも見られるが、たいていは尿道だけだ。陰茎にはさまざまな細菌がすんでいる。

精巣

　眼や脳と同じく、精巣も免疫特権部位で、異質なものが入ってきても体が炎症反応を起こさず黙認する。これは精巣などの部位が免疫系から見えないようになっているためだと、以前は考えられていた。しかし現在では、身体構造、特殊な細胞、免疫系が連携して、精巣を感染から守っていることが分かっている。

尿生殖路

　細菌がすみついているのは、陰茎を包む皮膚だけではない。これまで感染とは縁のない無菌地帯と考えられていた尿生殖路にすむ細菌も見つかり始めている。一部の男性の尿には、ラクトバチルス属やストレプトコッカス属のさまざまな細菌種が含まれている。その一方で、プレボテラ属やフソバクテリウム属などの嫌気性細菌のほうが多い人もいる。健康な尿生殖路を表す決定的な公式は存在しない。陰茎と同じく、尿生殖路もまだ研究途上にある領域だからだ。

　同じ状況が女性にもあてはまる。世界の女性の最大20%は、生涯のどこかの時点で尿路感染症にかかる。正常な細菌の状態と尿生殖路での細菌の役割を理解することは喫緊の課題だ。

　尿生殖路は、大腸の細菌によってたびたび汚染される場所であるにもかかわらず、細菌の定着を防ぐ抵抗力を備えている。定期的に膀胱を空にするときに細菌を洗い流せる一方で、さまざまな免疫メカニズムと粘液のバリアも、細菌が尿道内について感染症を起こすのを防いでいる。膀胱は細菌の食べ物をあまり供給してくれないので、大腸菌（105ページ参照）などの病原菌は、生き延びて増殖するために、膀胱にダメージを与えて栄養を放出させる酵素や毒素を作っている。

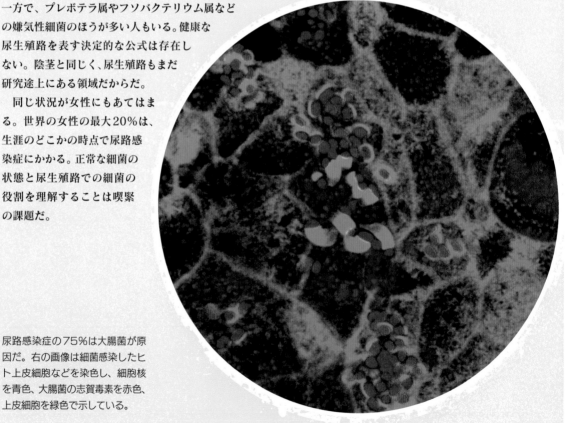

尿路感染症の75%は大腸菌が原因だ。右の画像は細菌感染したヒト上皮細胞などを染色し、細胞核を青色、大腸菌の志賀毒素を赤色、上皮細胞を緑色で示している。

細菌による
性感染症と尿路感染症

原因が性行為でも、近くにある腸からの汚染でも、
細菌の伝染は絶えることない問題だ。

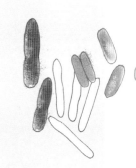

世界的な問題

　性感染症（STD）は、世界中で性と生殖をめぐる
健康に深刻な影響をもたらしている。中でも、新規感
染者が年間2億人を超える3つの性感染症——クラミ
ジア（1億3100万人）、淋病（りん）（7800万人）、梅毒
（760万人）が問題だ。せめてもの救いは、ウイルス
性の性感染症とは違い、この3つはどれも抗生物質で
治療できることだ。

　性感染症の中には、感染の直接的な症状以外にも深
刻な結果をもたらす病気もある。たとえば、骨盤内炎
症性疾患は細菌が引き起こす感染症で、感染した女性
の生殖能力に長期的な影響を及ぼすことがある。症例
のおよそ4分の1は、性行為を通じてクラミジア・ト
ラコマチスや淋菌などの細菌に感染し、細菌が膣から
子宮や卵管、卵巣に移動したケースだ。また、梅毒な
どの性感染症の母子感染は、早産、先天性奇形、死産
につながる恐れがある。

"社交的な"病気

　性的な接触によってうつる性感染症は、英語では婉
曲的に「社交病」とも呼ばれる。細菌が引き起こす性
感染症の多くは症状がないため、保菌者が自分の感染
に気づかないまま人にうつしてしまうこともある。

　クラミジアや梅毒と同じく、淋病も症状が現れない
ことの多い細菌感染症だ。感染した男性の最大90%
は、淋病と診断されることなく生活している。淋病の
原因は淋菌で、クラミジアと同様、尿道炎につながる

ことがある。その結果、排尿時に熱や痛みを感じ、男
性では尿道、女性では膣から分泌物が出るようになる。

　梅毒は、クリストファー・コロンブスがアメリカ大
陸から欧州へ持ち込んだともいわれている。15世紀
末期から16世紀初めに欧州で猛威をふるった。水銀
やサルバルサン（ヒ素化合物から作られた薬）などを
使う初期の治療法は副作用が極めて大きく、治療その
ものが早過ぎる死につながっていた。その後ペニシリ
ンが登場すると、感染率は急降下する。現在、梅毒が
最も多く見られる地域は、サハラ以南のアフリカだ。
この地域では、HIVによるエイズなど別の性感染症も
流行している。

　梅毒はトレポネーマ・パリダムという細菌が引き起
こす感染症だ。生殖器に潰瘍の兆候が見られ始めた時
点なら、抗生物質で治療できる。しかし、ほうってお
くと、ほかの臓器が侵され、目立つ皮膚発疹、関節炎、
腎臓障害などに発展し、数年後には脳にまで感染する
こともある。

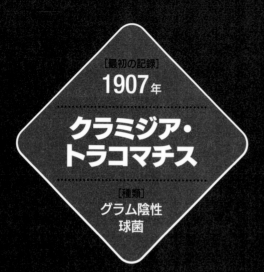

1907年

クラミジア・トラコマチス

［種類］
グラム陰性球菌

症例記録

クラミジア・トラコマチスはしばしば尿生殖部における「沈黙の細菌」といわれる。感染した女性のおよそ75%、男性の50%では症状がまったく出ないためだ。これはあまりよい話ではない。治療せずにいると、女性では骨盤内炎症性疾患、不妊、子宮外妊娠などの深刻な併発症につながる恐れがあるからだ。男性でも、精巣の炎症により不妊になることがある。とにかく肝心なのは、この厄介な細菌をもらわないようにすることだ。カウンセリングや行動療法アプローチ、コンドームによる予防が推奨されている。幸い、クラミジアは症状があってもなくても治療できる。たいていは、抗生物質がよく効く。

どんな細菌?

世界で報告される性感染症の大多数は、この細菌に引き起こされている。発展途上国では、眼の疾患トラコーマの原因菌ともなっている（74ページ参照）。

どこにいる?

性的な接触を通じて、子宮頸、尿道、直腸の上皮細胞層に感染する。肺や眼など生殖器以外の部位に感染する株もいる。

何をする?

「クラミジア」という語は「覆い隠すもの」を意味するギリシャ語「クラミス」に由来する。免疫系の作用から身を守れるこの細菌の能力をよく表している名前だ。「トラコマチス」は「荒い」や「粗暴」を意味し、この細菌が体に及ぼす潜在的な影響を示している。男性でも女性でも、性器からの分泌物、性器のかゆみや炎症、排尿時の痛みなどの症状が出る。

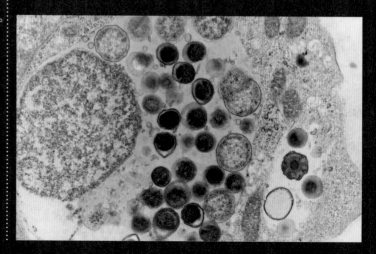

クラミジア・トラコマチス（青）に感染した細胞。細胞核は紫で示されている。

女性特有の病気

　膣内細菌の多様性が高く、ラクトバチルス属細菌が欠けている状態は、膣症に関連づけられる。膣症は、出産適齢期の女性で見られる膣分泌物異常の最大の原因だ。重症になると、魚のような悪臭のする分泌物が出て、月経前後にたびたび再発することも多い。一過性で無症状の膣症になる人もいる。普通は抗生物質による治療が効くが、すぐにぶり返すこともある。また、膣症は後期流産や早産などの妊娠に伴う問題のリスク要因でもある。

男性特有の病気

　精巣の免疫特権状態を保つメカニズムが乱れると、細菌感染により精巣炎が引き起こされる。これは精巣が腫れたり炎症を起こしたりする病気で、生殖能力に影響を及ぼすこともある。クラミジア・トラコマチスなど一部の細菌は、陰茎の先端にあたる亀頭にも感染し、赤みや炎症を引き起こす。

ハネムーン病

　女性は尿路感染症（UTI）の導火線が文字どおり短い。女性の尿道は4cmと、男性の20cmに比べかなり短いため、外部からの細菌が簡単に膀胱までたどり着ける。20〜50歳の成人で見ると、尿路感染症は女性のほうが50倍も多い。尿路感染症の原因の75%は大腸菌（105ページ参照）だ。

　細菌は肛門から直接移動するほか、性的接触を通じてうつることもある。一部の膀胱炎が「ハネムーン病」と呼ばれるのはそのせいだ。尿路感染症は、細菌が尿道をさかのぼって膀胱へたどり着いたときに起きる。ときには、尿管を伝って膀胱からさらに先の腎臓へ到達し、腎感染を引き起こすこともある。女性で最も多い尿路感染症が細菌感染による膀胱炎なのに対し、男性では尿道炎（尿道の炎症）が多い。尿路感染症は症状が出ないこともあれば、頻尿、排尿時の痛み、腹痛などを伴うこともある。通常は抗生物質で治療できるが、大腸菌などの細菌は膀胱内でバイオフィルムを形成することがある。バイオフィルムは免疫系の作用や抗生物質に対する耐性が特に高く、感染症が再発する原因になる。

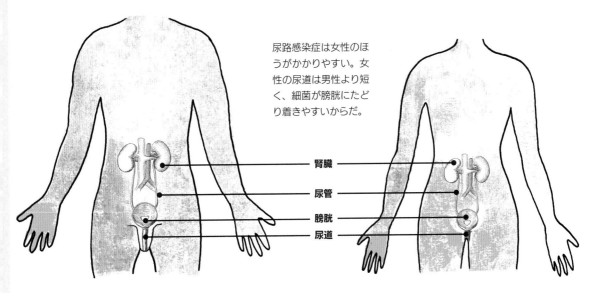

尿路感染症は女性のほうがかかりやすい。女性の尿道は男性より短く、細菌が膀胱にたどり着きやすいからだ。

腎臓
尿管
膀胱
尿道

泌尿生殖器系の善玉菌の働き

膣で主役を演じているのが、圧倒的大多数を占めるラクトバチルス属細菌だ。ラクトバチルス属のいくつかの種は乳酸を大量に作り、膣のpHを3.5〜4に下げている。これは、細菌性膣症、性感染症、尿路感染症、早産を引き起こす細菌の増殖を抑える大きな要因になっている。

卵管や子宮におけるラクトバチルス属細菌の割合が低い女性は子宮外妊娠や流産を起こしやすいのではないかということが分かってきている。体外受精を行った女性を対象にした研究では、ラクトバチルス属細菌が優勢だった子宮内の細菌コミュニティーでラクトバチルス属以外の細菌が多くなったのと同時期に、着床率の低下と流産リスクの上昇が見られた。

膣におけるラクトバチルス属細菌の役割
ラクトバチルス属細菌は乳酸を作ってpHを4.5よりも低く保ち、炎症性サイトカインが減少するように調節している。また、ラクトバチルス属細菌は数の力で病原性細菌❶を圧倒し、過酸化水素$H_2O_2$❷やそのほかの分子❸を作って病原菌を殺している。細菌のバイオフィルム❹も分解する。

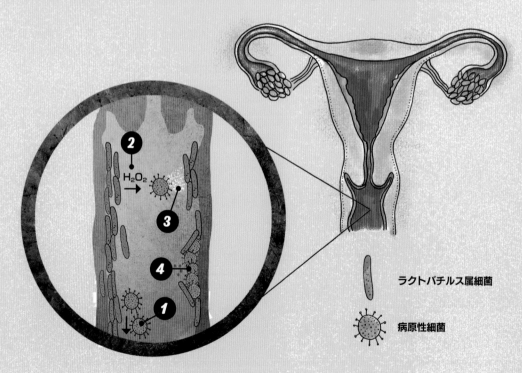

ラクトバチルス属細菌

病原性細菌

男性では、陰茎の細菌バランスに影響する要因のうち、コントロール可能なものが2つある。性行為と割礼だ。

割礼

割礼（外科的手法により包皮を除去すること）は、宗教的理由や医療上の理由から、いくつかの国でごく普通に実施されている。全世界の男性のおよそ40%が割礼を受けており、欧州では10%ほどだが、イスラム教とユダヤ教の男性ではほぼ100%に達する。

割礼は細菌の世界の秩序を乱すことがある。体のほかの部位とは対照的に、陰茎では細菌の数も多様性も低いほうがいい。割礼を受けると、HIVウイルス感染のリスクが少なくとも50%低くなる。これはおそらく、HIV感染リスクの上昇に関係する嫌気性細菌（プレボテラ属、ディアリスター属、フィネゴルディア属、ペプトニフィラス属などの細菌）が選択的に取り除かれるからだろう。包皮の下にすみつくそうした細菌は、軽い炎症性免疫反応を引き起こし、それがHIVに感染した免疫細胞（CD4+T細胞）を刺激してエイズを発症させることがある。

割礼を受けた男性では、そうした嫌気性細菌の数が少なく、多様性も大幅に低い。HIV予防の最善策が安全な性行為であるのは変わらないが、いつの日か、陰茎の細菌バランスを調節する塗り薬で感染リスクを減らせるようになるかもしれない。

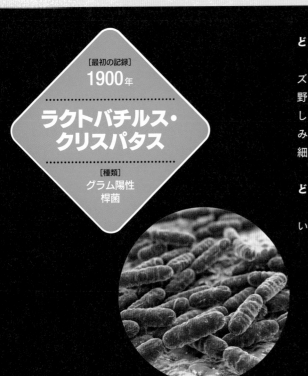

[最初の記録]
1900年

ラクトバチルス・クリスパタス

[種類]
グラム陽性
桿菌

どんな細菌？

牛乳を発酵させてチーズやヨーグルトにしたり、野菜をザワークラウトにしたりすることでおなじみの、ラクトバチルス属の細菌の1種。

どこにいる？

膣にごく普通にすんでいる。

何をする？

乳酸を生成する。この乳酸が広範囲に効く強力な抗菌・抗ウイルス物質となる。

症例記録

女性の新規HIV感染症例の最大30%は、もし膣の細菌コミュニティーでラクトバチルス・クリスパタスなどラクトバチルス属細菌が優勢だったら、防げていたかもしれない。ラクトバチルス・クリスパタスは、細菌性膣症の抑制にも関係している。

善玉菌を強くして、悪玉菌を抑える

日々の習慣（性生活、食生活、衛生）はどれも、性感染症（STD）と尿路感染症（UTI）のリスクを左右する。女性の約20%は人生のどこかの時点で尿路感染症にかかるが、男性の罹患率ははるかに低く、若いときは50対1の割合で女性が多い。とはいえ、性行為をすると細菌が常に行き来するので、大腸菌やクラミジア・トラコマチスなどの細菌を抑える必要がある。

コンドーム

防御策を講じずに（つまり、コンドームを使わずに）日常的にセックスをした経験のある人には、性感染症の検査をおすすめする。特に、複数のパートナーがいる人や、新しいパートナーができたときは検査したほうがいい。コンドームは手に入りやすく、無料で提供されることも多い。性感染症はコンドームで防げるし、男性でも女性でも尿路感染症の予防につながる場合がある。

運悪く尿路感染症にかかったことがある人なら、燃えるような痛みや頻尿感を覚えているはずだ。2度目を回避するための方策はいろいろある。

トイレをめぐる習慣

濃縮された尿は尿路感染症を促進するので、水をたくさん飲むといい。薄まった尿を定期的に出すのも効果がある。病原性細菌がいたとしても、洗い流される可能性が高いからだ。そのため、性交後の排尿もおすすめする。そして、トイレに行きたくなったら、我慢しないこと。尿をためているだけでも、悪玉菌に増殖の余地を与えてしまう。

排便習慣も極めて重要だ。便秘になると、膀胱を空っぽにするのが難しくなる。つまり、膀胱に残った細菌が増殖して感染症を引き起こす時間がたっぷりできるということだ。さりとて、下痢がよいわけではない。便が緩いと、病原菌が腟や尿道に入り込む可能性が高くなるからだ。その意味では、拭き方が予防の鍵となる。前方から後方に向かって拭くようにしよう。

泌尿生殖器系にやさしい食事

健康な腸内細菌の効果は全身に波及する。尿路感染症や性感染症も例外ではない。果物や野菜のように食物繊維をたっぷり含んだものを食べるようにしよう。中には、特に生殖器官の健康に有益な食べ物もあるようだ。腟症になりやすい女性なら、柑橘類、トマト、イチゴなどからビタミンCをたくさん取るようにすれば、再発予防の効果があるかもしれない。リンゴ酢に含まれる酢酸は大腸菌の増殖を抑制するので、サラダにリンゴ酢を使うのも尿路感染症予防になるだろう。

尿路感染症、性感染症、腟症を予防する食材としては、ほかにヨーグルト、ニンニク（抗菌物質として知られている）、ブルーベリーなどがある。尿路感染症対策としてクランベリージュースを信奉する女性は多いが、科学的な根拠はややあいまいだ。いくつかの研究では、大きな効果を上げるほどの活性成分は含まれていないことが示唆されている。また、砂糖が大量に入っているため、ダイエットにはあまりよくないかもしれない。

サプリメント

　果実から抽出した糖の一種、D-マンノースの粉末は、抗生物質よりも自然な尿路感染症治療薬として注目を集めている。D-マンノースは体にあまり吸収されないが、腎臓を通過して膀胱にたどり着き、そこで大腸菌の除去に貢献できる（イラスト参照）。

　いくつかの研究では、女性の尿路感染症や膣疾患の予防にプロバイオティクス（160～161ページ参照）を使える可能性が示されているが、まだ成功例は限られている。おそらく、細胞コミュニティーが一人一人異なるからだろう。そのため、将来的には個人化されたプロバイオティクスが登場するかもしれない。善玉菌のラクトバチルス・ラムノサスGR-1などの株は、腸を生きたまま通り抜け、膣や膀胱に根を下ろすことができる。

　ヨーグルト、特にプレーンのギリシャヨーグルトには、プロバイオティクスが豊富に含まれている。膣カンジダ症などの酵母菌感染症は、ラクトバチルス属細菌を含むヨーグルトを日常的に食べることで抑制できるかもしれない。

清潔に保つ

　下着は綿など天然繊維のものがベストだ。合成繊維では皮膚が呼吸できず、そのせいでたまった水分が細菌の増殖を促してしまう。細くて食い込みやすいTバックの下着は、細菌を直腸から膣へ運んでしまいやすいため、不愉快な事態をもたらす可能性が高いことをお忘れなく。

　生理用ナプキンの頻繁な交換も欠かせない。汚れたナプキンやタンポンでは、細菌が極めて増殖しやすい。最悪の場合、黄色ブドウ球菌が増え過ぎて毒素性ショック症候群を起こす恐れもある。これはたいてい、推奨される8時間よりも長くタンポンを交換しなかったときに起きる。

　清潔さを保つことは大切だが、膣洗浄はおすすめできない。水や洗浄液を膣に流し込むと、pHのバランスが乱れてアルカリ性に偏り過ぎ、善玉菌が死滅してしまうからだ。一方、割礼を受けていない男性は、刺激の弱いせっけんと水で包皮の下をやさしく洗うと、病気の原因になりうる細菌がたまるのを最小限に抑えられる。

D-マンノースは
**膀胱内で尿路感染症を
どのように治療するのか？**
❶膀胱の細胞壁の糖分子。
❷糖分子に大腸菌（尿路感染症の主な原因）が付着する。
❸D-マンノースのサプリメント（オレンジ）摂取後、大腸菌がD-マンノースに選択的に付着し、尿とともに膀胱から洗い流される。

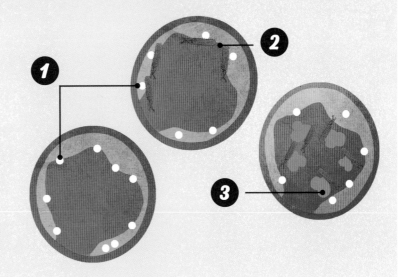

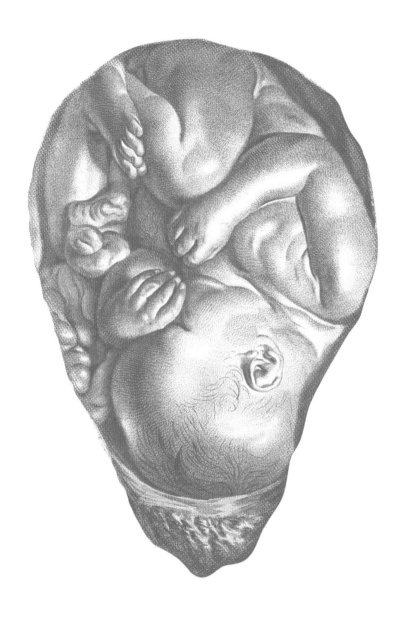

妊娠と出産

　人生の最初の数時間で、赤ちゃんは「ほぼ人間」から「ほぼ細菌」に変わる。あくまで細胞の数という意味だ。赤ちゃんが子宮の中にいるときや生まれてくるとき、そして人生最初の1年間にどんな細菌を取り込むのかは、母親と医療従事者がともに考えるべき問題だ。最近では、誕生の時点から善玉菌を増やしておけば、長期的に健康上の大きな利益につながると考えられている。

母親の視点から見た妊娠

適切な食事、薬の使用の可否、慢性的な健康障害の管理——妊娠した女性は集中砲火のような健康アドバイスを浴びせられる。感染症のリスクの上昇にいたってはいうまでもない。性感染症と細菌性尿路感染症は、母体にも赤ちゃんにも害を及ぼす恐れがある。妊娠時に気をつけなければならない感染症の多くは、ウイルスや寄生虫のトキソプラズマによるものだが、リステリア食中毒やレンサ球菌が引き起こす敗血症のように、細菌が原因のものもある。

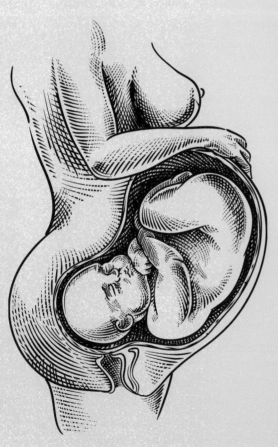

妊婦はそうでない人に比べて、ほぼ20倍もリステリア症になりやすい。妊娠中はリステリア・モノサイトゲネスに対する免疫反応が弱まるからだ。これは、妊娠という現象に伴う興味深いマイナス面だ。免疫という点では、母体にとって赤ちゃん（少なくとも父親の遺伝子由来の半分）は異質なものなので、ときに体が移植された臓器を拒絶するように母体が赤ちゃんを拒絶することがないよう、多くの免疫反応が自然と弱くなる。妊娠中のリステリア症は、普通は母親の健康に深刻な危険をもたらさない。しかし、妊娠と出産に関係する合併症を引き起こしたり、流産につながったりすることがある。そのため、リステリア菌を含む可能性のあるナチュラルチーズ、生ハム、スモークサーモンなどを避けることが推奨される。

赤ちゃんは子宮に包まれて守られているが、そこでも細菌が発育中の赤ちゃんと母体に微妙な影響を及ぼしている。

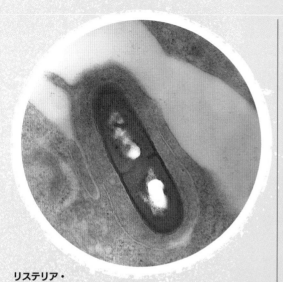

リステリア・
モノサイトゲネス

B群レンサ球菌は最大30%の人が保菌しているが、症状を引き起こすことはほとんどない。ところが、少数の例ながら、出産の直前か分娩中に赤ちゃんに感染し、敗血症や、場合によっては死産につながることがある。これは比較的珍しいケースだが、近年は増加傾向にあり、女性は定期的な検査を推奨されている。この感染症に対する懸念が世界中、とりわけ発展途上国で大きくなっていることから、最近では、抗生物質による予防よりも、母体が免疫を得るためのワクチン開発に重点が移っている。

勢力図の変化

健康な妊娠のためには、病原性細菌を避けることが大切だ。一方、母親の体にいる共生菌も微妙に変化している。妊娠した女性の腟で見つかる細菌は、妊娠していない女性のそれとは違う。ラクトバチルス属細菌が多いのは変わらないが、普段なら腸でしか見られない細菌種が増える傾向がある。これは、赤ちゃんに最高の人生のスタートを切ってもらうためだ。赤ちゃんが生まれるとき、そうした細菌種が腸の最初の入植者

となり、生後数カ月やその先の食事に向けたお膳立てをする。

妊娠中の女性では、腸のマイクロバイオームも多様性が低い状態となる。どうやら、これが妊娠中に体重が増える原因の1つとなっているようだ。無菌マウスに妊娠第3期のヒトの細菌を移植したところ、体重が増え、血糖値が高くなった。肥満の人の中には、妊娠中の代謝がきっかけで、食べ物から引き出す栄養の量が増えたケースもある。それにも腸内細菌の変化が関係しているかもしれない。

出産後、母親のマイクロバイオームは少しずつもとの状態へ戻っていく。妊娠中に増えた体重を戻すのは大変だが、授乳はその助けになるようだ。これは1つには、貯め込んだ余分なカロリーを燃焼できるからだ。授乳により、妊娠中の肥満型の細菌変化をもとに戻せるかどうかはまだ不明だが、その後の人生でII型糖尿病や心臓病になるリスクが低下することは分かっている。そのすべてに、腸内細菌の変化が関与している可能性がある。

妊娠中に体の勢力図が変わっても、腟では
ラクトバチルス属の善玉菌（ピンクの部分）
が多数を占めて健康を守っている。

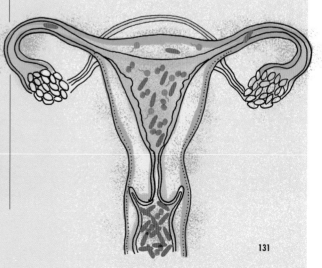

131

赤ちゃんの視点から見た妊娠

ヒトの赤ちゃんは、子宮の中で9カ月かけて発育・成長する。この
長い時間が、赤ちゃんの発育と将来の健康に影響を及ぼす。かつて、
子宮は細菌のいない環境だと考えられていた。現在では、胎盤や羊
水と結びついた細菌がいることが分かっている。

この発見はまだ新しく、そうした細菌が果たしている役割は明らかになっていないが、赤ちゃんに取り込まれているのは間違いないようだ。赤ちゃんの腸に最初にすみつく細菌と同じものが、胎便（赤ちゃんの最初の便通）でも見つかっている。

子宮内の胎児と細菌の最初の接触は、生後、免疫系や腸の上皮が病原菌と共生菌に正しく反応できるようにするための下準備だ。妊娠中のそうした細菌との接触は、アレルギー（もしかしたらそれ以外の病気も）の発症に関して、生後数カ月の腸内細菌構成よりも大きな影響を及ぼしている可能性まである。

もう1つ関心を集めている研究分野が、エピジェネティクスだ。エピジェネティクスは、遺伝物質であるDNAが環境因子（たとえば、飢饉のときの主要栄養素の不足など）によってどのように修正され、どのように遺伝子のオンとオフが切り替わるかを研究する。

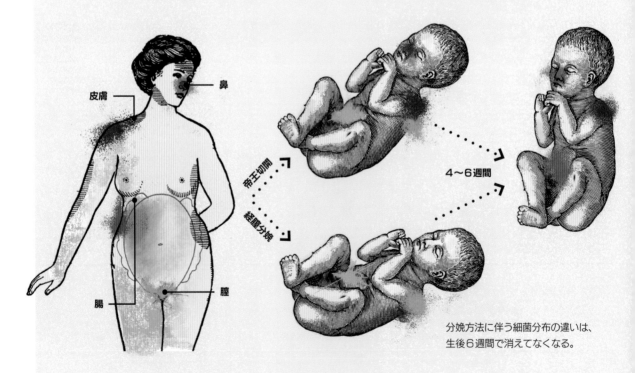

皮膚

鼻

帝王切開

経膣分娩

4〜6週間

腸

膣

分娩方法に伴う細菌分布の違いは、
生後6週間で消えてなくなる。

複雑な分野だが、胎児と細菌の話題にも関係している。というのも、ヒトを対象にしたいくつかの研究では、子宮内で特定の細菌に触れることで、免疫系にエピジェネティクスな修正が生じることが分かっているからだ。その修正は遺伝するかもしれない。遺伝が起きるのは親から子にDNAコードが受け渡されたときだけだとする従来の考え方をくつがえす、型破りの発見だ。腸のマイクロバイオームに対する食事や細菌感染の影響は、どのようにエピジェネティクスな変化に変換されているのか。そして、胎児の脳発達から成人後のがん発症傾向まで、あらゆることにどのような影響を及ぼしているのか。それらを突き止めるため、数多くの研究が行われている。

赤ちゃんの腸内細菌の初期構成は、母親の食事や健康状態に左右される。興味深いことに、糖尿病の母親から生まれた赤ちゃんでは、胎便中の細菌の多様性が、母親の血糖値がどれだけうまく管理されていたかによって変わる。これは、妊娠中の母親の食事が新生児の腸内細菌に影響を与える可能性を示すほんの一例にすぎない。

マイクロバイオームができるまで

帝王切開はますます一般化している。英国では出産の25%前後、米国では33%近くが帝王切開で、中国、ブラジル、トルコなどの国では50%近くに上る。この外科的介入については、懸念事項がある一方で、世界的に新生児と母親の死亡率がおおむね低下している一因と認識されている。

膣を通して産む経膣分娩では、出産後すぐに赤ちゃんは細菌を増やし始める。生まれたばかりの赤ちゃんの体からは多くの細菌種が検出され、大人と違って部位固有のパターンは見られない。当然といえば当然だが、赤ちゃんの体にいち早くすみつく最も重要な細菌は、母親の膣と皮膚で優勢なメンバー、つまりラクトバチルス属、プロピオニバクテリウム属、ストレプトコッカス属、スタフィロコッカス属の細菌種だ。これ

らの細菌は新生児の体のいたるところにいる。対照的に、赤ちゃんの胎便にはエシェリキア属やクレブシエラ属など腸特有の細菌種しかいない。新生児のほかの身体部位では見られないので、子宮にいる間に獲得した細菌だと考えられている。

それでは、人生初期にすまわせる細菌に関して、帝王切開か経膣分娩かが重要な違いをもたらすのだろうか。そうとはいえないかもしれない。少なくとも、長期的には重要でなさそうだ。ある研究では、帝王切開で生まれた新生児の口や皮膚など一部の部位で、細菌に若干の違いが見られた。しかし最新の研究では、分娩方法で違いがあるにしても、その影響は短期的であることが示唆されている。生後6週間までに違いはなくなり、細菌の構成は分娩方法ではなく、主に各部位の環境条件から影響を受けるようになる。

赤ちゃんの食生活に関しては、出産の次に起きることのほうが大きな意味を持っているかもしれない。在胎期間（臨月で生まれたか、早産だったか）、母親と乳児の肥満、母親の食事（脂肪の摂取）、母親の妊娠糖尿病、授乳など、乳幼児のごく初期の腸内マイクロバイオームに影響するかもしれない数々の要素について研究が続けられている。そうした要因の影響の大きさはまだ正確には分かっていないが、生後数週間〜数カ月における授乳方法の影響は大きいようだ。

さらにややこしいことに、帝王切開そのものではなく、分娩前の陣痛の始まり方のほうが、新生児の受け継ぐ母親由来の細菌に大きな影響を与えているかもしれない。陣痛が始まったあとに緊急措置として行った帝王切開で生まれた赤ちゃんは、（経膣分娩で生まれた子と同じく）母親の膣と皮膚の細菌に由来する細菌を持つのに対し、計画的な帝王切開で生まれた赤ちゃんの細菌は主に皮膚由来のものだった。緊急帝王切開が必要になる原因が母親や胎児の基礎疾患にあり、それが母親や胎児の細菌に影響を与えている可能性もある。

細菌のための食べ物

生後数週間で全身の細菌コミュニティーは多様化し、それぞれの部位に特有のものになる。とはいえ、生まれたばかりの腸には特別な目的がある。新生児の腸内細菌は、母親の膣にいる細菌と密接に関係している。ところが、膣にいる細菌は、母親の腸内にいる細菌よりもはるかに多様性が低い。

　ほかの部位では細菌の多様性が重要視される一方、膣内細菌の多様性の低さは奇妙に思える。けれど、膣にいるラクトバチルス属細菌は、赤ちゃんにとってはとてもありがたい存在だ。その理由は3つある。

　第1に、ラクトバチルス属細菌が赤ちゃんの腸にすみつき始めると、ほかのあまり友好的ではない細菌が数の力で締め出される。第2に、ラクトバチルス属細菌は悪さをする細菌を殺してくれる。第3の理由は、赤ちゃんの食べ物が限られていることを考えると、最も重要かもしれない。ラクトバチルス属細菌は、ミルクに含まれる乳糖を消化してくれるのだ。

母乳がベストなのは、赤ちゃんの発育だけでなく、赤ちゃんの腸内にいる細菌にも必要な栄養素をすべて含んでいるからだ。

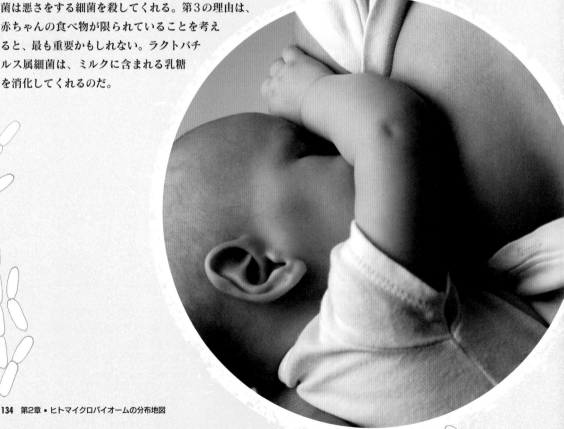

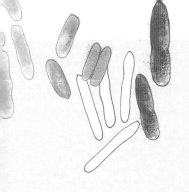

母乳がいちばん

バランスの取れた細菌コミュニティー、とりわけ腸内の健康な細菌コミュニティーは、ありとあらゆる病気の防波堤になる。たとえば、自己免疫疾患であるⅠ型糖尿病を患う子どもは、腸内のマイクロバイオームに異常がある。健康な腸内マイクロバイオームは、一生を通じて喘息や炎症性腸疾患の予防に貢献してくれる。疾患モデル動物の研究では、生後早い時期に善玉菌を腸内に導入すれば、以後も健康に生きられる可能性が高くなることが分かっている。

最近の研究では、赤ちゃんの腸にいる善玉菌の30％は母乳から直接取り入れたもので、10％は母親の胸部の皮膚に由来していることが分かった。母乳に含まれる細菌の起源は不明だが、母親の腸から胸へ移動してきた可能性がある。驚いたことに、母乳には少なくとも700もの細菌種が存在している。

母乳は乳糖や脂肪などの栄養を供給し、赤ちゃんの腸に細菌のタネをまくだけではない。ヒトの母乳には、ヒトミルクオリゴ糖（HMO）という独特の物質が200種類以上も含まれている。大人はこの物質を消化できないが、赤ちゃんの腸にいるビフィドバクテリウム・ロンガム・インファンティス亜種という細菌にはそれができる。この細菌は、おいしいヒトミルクオリゴ糖にありつけるとあれば、腸内にいるほかの細菌をすべて追い払う。そのお返しに、免疫反応のトレーニングや調節などの数々の有益な仕事をしてくれるのだ。この細菌が生後1年間の脳の急速な発達に関係している可能性もある。

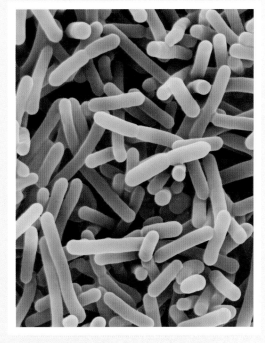

ビフィドバクテリウム・インファンティス・インファンティス亜種は、ヒトミルクオリゴ糖（糖質の一種）を消化できるという点で、腸内細菌の中でもユニークな存在だ。

離乳期に起きること

生まれてから最初の3年間、子どもの腸内細菌はとても不安定で、さまざまな要因が腸内細菌の種類を左右する。最も大きな変化が起きるのは、固形の食べ物が増え始める生後9～18カ月頃だ。ある実験では、エンドウ豆やブロッコリーなどの野菜を多く取るようにしたところ、アクチノバクテリア門やプロテオバクテリア門の細菌が優勢だった腸が、フィルミクテス門やバクテロイデス門の細菌が支配する腸に変わった。3歳になるまでに、腸内で多数派を占めていたラクトバチルス属細菌は減少し、母乳か調合乳かによって生じていた乳児期の違いも小さくなる。

人生の最高のスタート

分娩方法は、赤ちゃんのマイクロバイオームの発達に長期的な影響を及ぼすわけではないようだ。とはいえ、わが子のマイクロバイオームを整え、人生の最高のスタートを切らせるようにする方法はある。

初期の栄養

　母乳は人生最初の6カ月間に口にする天然の、そして最も優れた食品であり、その後も長ければ1年間にわたり固形物とともに摂取する。最近の調査によれば、母乳育児率が世界で最も低いのは英国だ。特に、生後数カ月以降での低さが目立つ。一方、米国では近年、母乳で育つ新生児の数が増えている。ただし、6カ月を過ぎたら授乳をやめる母親は多い。女性をサポートして母乳育児率を高めると同時に、母乳育児ができない母親のために、最適な調製粉乳に関するアドバイスを提供することも大切だ。

　乳児用調製粉乳は、通常、牛乳から作られている。そうした粉

母乳のありがたみ

母乳の組成は赤ちゃんのニーズに応じて変化し、栄養や免疫にとって重要な成分がたくさん含まれている。

- 水
- タンパク質
- 乳糖
- 脂肪酸
- ビタミンとミネラル
- ホルモンと成長因子
- 幹細胞
- 少なくとも700種類の細菌株
- 免疫細胞、抗体
- 抗菌・抗ウイルス性の酵素

ミルクは厳しい規制の対象で、できる限り母乳の栄養成分に近くなるように設計されている。現在では、細菌に対する考え方の変化を反映して、プレバイオティクスやプロバイオティクス（160〜161ページ参照）を含む調整粉乳も出てきている。プロバイオティクスを混ぜた調製粉乳の長期的な効果を見極めるには、さらに研究を進める必要があるが、添加物として歓迎すべきものかもしれない。

母乳育児のメリットは少しずつ積み重なっていくものだが、心強いのは、最初の数日しか母乳を与えられなくてもかなりの効果が望めることだ。最初の母乳となる初乳は、細菌性の病気を防ぐ抗体を豊富に含んでいる。体を守ってくれる細菌も、赤ちゃんが母乳を飲み始めてすぐに受け渡される。

赤ちゃんにやさしい食事

健康的な腸内マイクロバイオームを育むことは、母親にとっても赤ちゃんにとっても重要な目標であり、その意味で食事は大きな役割を担う。といっても、特に驚くような話ではない。果物と野菜をたっぷり取れば、食物繊維に目がない細菌たちに栄養が行きわたり、妊娠中の母親の腸内細菌のためにも離乳期の赤ちゃんのためにもなる。

母乳が甘いのは乳糖が含まれているからで、赤ちゃんが生まれつき甘いものを好むのもそのせいだ。とはいえ、スプーンに山盛りのブロッコリーはおいしいものだと赤ちゃんをうまく説き伏せることができれば、腸内の善玉菌を力づけやすくなる。早い時期からカラフルな果物と野菜を幅広く、日常的に口にしていれば、幸せで健康な細菌生活につながる。まず果物、次にニンジンやサツマイモなど甘みのある野菜、それからブロッコリーやホウレンソウといった苦みのある野菜へと、段階を踏んで食習慣を育んでいくとよい。野菜が豊富な地中海式の食事なら、細かく刻んだ野菜をトマトソースにこっそり混ぜることもできるし、ほかの家族も一緒に食べられる。まさにいいことずくめだ。

細菌キラー

妊娠と出産に際し、正当な理由（たとえば、B群レンサ球菌に感染したなど）によって抗生物質の投与を受ける場合はあるが、母親でも赤ちゃんでも、抗生物質の使用はどうしても必要なときだけに限るべきだ。抗生物質自体は悪いものではないが、抗生物質耐性菌と善玉菌の乱れという危険が伴うことが研究により裏づけられている。

プロバイオティクスは、日常的な摂取でも抗生物質投与後の摂取でも、効果が期待できるかもしれない。プロバイオティクスは善玉菌を増やし、膣からの摂取か経口摂取かを問わず、妊娠中や母乳育児中もおおむね安全に使用できると見られている。プロバイオティクスには、ラクトバチルス・ラムノサスGG株、ラクトバチルス・ロイテリ、ビフィドバクテリウム・ラクティスなどの細菌が含まれている。ラクトバチルス・パラカゼイの特定の株も注目を集めている。妊娠中や授乳中のマウスにこのプロバイオティクスを投与した研究では、子マウスのアレルギー発症を予防できる可能性が示された。

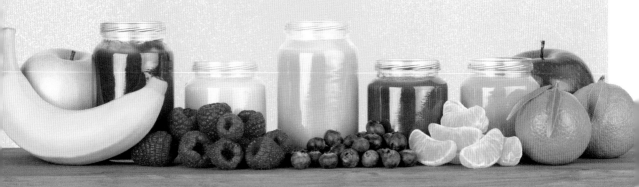

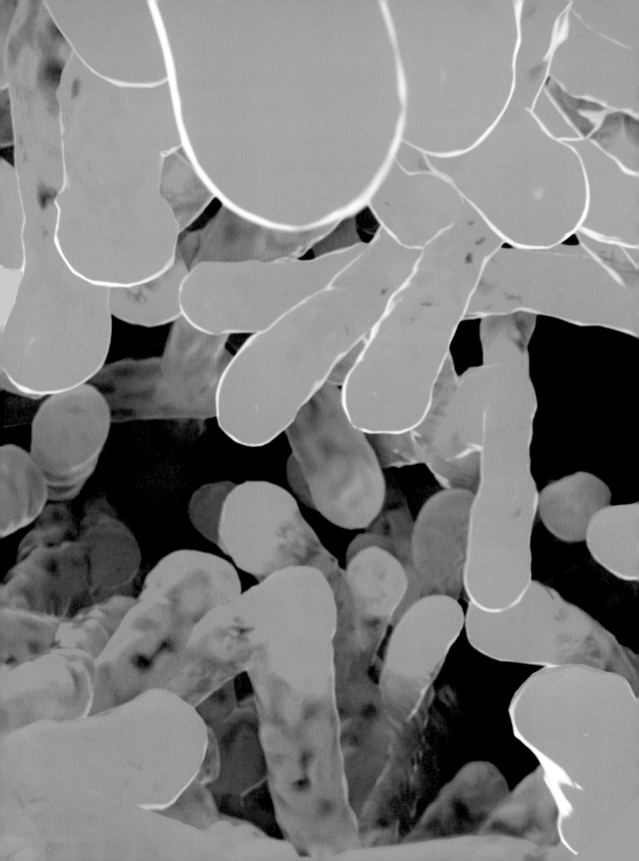

第3章

健康に生きるために

　ここまでは、細菌とはどんな生物で、何をしていて、どのようにして地球上で最も繁栄する生物のグループになったのか、そして、私たちの体のどこにすんでいるのかを紹介してきた。この章では、宿主の行動が細菌のコミュニティーに与える影響、逆に細菌が宿主の健康に与える影響を探っていく。もっと健康になるために、どうすれば私たちと共存する細菌（体の常連客も、家の中や職場にいる細菌も）を変えることができるか、考えてみよう。そして、もしかしたらこれがいちばん重要かもしれないが、この章の各トピックスには、細菌について従来とは異なる考え方が登場する。細菌はもはや、退治するべきバイ菌ではない。多くの細菌は大切な客人であり、あなたの関心と栄養を求めている。私たちの健康は、細菌たちにかかっているのだ。

「バチルス」という言葉は、頭文字が大文字の場合（Bacillus）は特定の細菌のグループ（バチルス属）を意味し、小文字の場合（bacillus）は細長い形をした桿菌を指す。この写真の細菌は桿菌（bacillus）だが、必ずしもバチルス属（Bacillus）ではない。

新たな細菌の発見

新種の細菌が発見されるのはまれだが、微生物学者の推計によれば、地球上には少なくとも1万種の細菌が存在しており、もしかしたら100万種を超えるかもしれないという。数字にこれほど幅があるのは、一つには、「種」の定義をめぐる意見が割れていることにある。

「種」とは「生殖能力を持つ子を作れる生物の集まり」であり、生殖は普通、有性生殖を通じて行われる。細菌は、主に無性生殖（分裂、28ページ参照）で増え、外部のDNAを（別の種や、ときにはウイルスや真菌のような異なるグループから）自身のゲノムに取り込める（29ページ参照）ことから、いくつかの点で種の定義にあてはまらない。

新しい細菌を探す科学者たちは、生息場所（たとえ

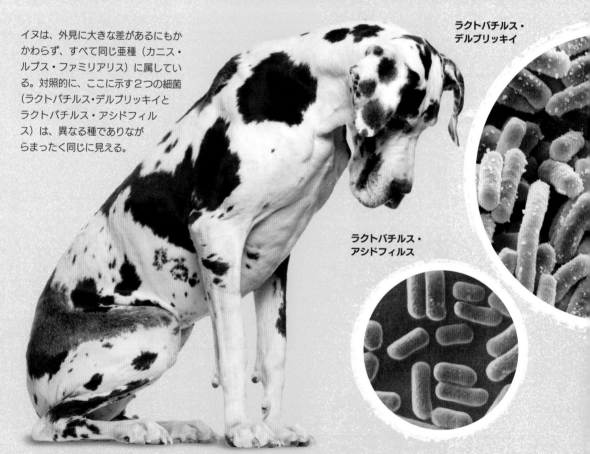

イヌは、外見に大きな差があるにもかかわらず、すべて同じ亜種（カニス・ルプス・ファミリアリス）に属している。対照的に、ここに示す2つの細菌（ラクトバチルス・デルブリッキイとラクトバチルス・アシドフィルス）は、異なる種でありながらまったく同じに見える。

ラクトバチルス・デルブリッキイ

ラクトバチルス・アシドフィルス

ば海水）からサンプルを採取し、細菌のまわりのDNAを除去してから細菌のDNAを抽出して、塩基配列の特定の領域を使って細菌を識別する。いわばバーコードのようなものだ。この「バーコード」をDNAデータベースと照合すれば、どの既知の種が存在するか、どれが新しいものかを調べられる。多様性を知るうえではとても役に立つシステムだが、生物そのものについて多くを語ってくれるわけではない。バーコードだけを頼りにスーパーで買い物をするところを想像してみてほしい。さまざまな商品が並んでいることは分かっても、その商品の実体はほとんど分からない。

　細菌が新聞の見出しを飾るとき、たいていの場合それは新しい種ではなく、新しい株の話題だ（17ページ参照）。たとえば、何らかの細菌感染症の患者から、より毒性の高い新たな菌株が見つかることがある。中には、ハロモナス・ティタニカエのように、大々的に報じられるものもある。この細菌は、大西洋の海底に沈むタイタニック号の錆びた船体を食べていたところを発見された。

新たな種の発見

　この10年間、わくわくするような細菌の新種がいくつか発見されている。

ペットボトルを食べる細菌　日本の研究チームが、複数のペットボトルのリサイクル施設でサンプルを採取し、イデオネラ・サカイエンシスを発見した。この細菌は、プラスチックを「餌」として分解する酵素を作る。

石油好きの細菌　水圧破砕法（フラッキング）で採掘されるシェールオイルやシェールガスの油井で、30種類ほどの細菌が見つかった。中には完全な新種かもしれないものも含まれている。カンジダタス・フラッキバクターと名づけられた種は、こうした場所だけにすむ細菌と考えられている。

病気を引き起こす細菌　2016年、ライム病を引き起こす新たな犯人として、ボレリア・マヨニという新種の細菌が米国で発見された。従来、ライム病はボレリア・ブルグドルフェリという細菌種だけが引き起こすと見られていたが、ミネソタ州のメイヨークリニックでそのゲノムを調べていた科学者たちが、サンプル中にまったく違う遺伝子があるのを発見した。この細菌は新種として報告され、メイヨー（Mayo）クリニックにちなんで正式にボレリア・マヨニ（mayonii）と名づけられた。

ナノサイズの細菌　コロラドの科学者グループが非常に目の細かいフィルターで地下水をろ過したところ、35種類の新たな細菌グループが見つかった。これまで知られていたどの細菌よりも小さく、中には直径400nm（1μmの半分未満）しかないものもいた。まだ分類学的研究を進めているところだが、この新グループは進化系統樹（12〜13ページ参照）の新しい枝にあたる可能性もある。

細菌をめぐる新しい考え方

細菌に関する発見が増えるにつれて、細菌をめぐる私たちの考え方も変わってきている。科学界は人間に病気をもたらす「悪玉菌」の特定に長い年月を費やしてきた。「菌を探せ、薬を見つけろ」が医療現場のモットーだった。しかし、そうした考え方には限界があり、私たち人間を（もしかしたら、あらゆる生物を）支える健康的な細菌コミュニティーの存在が頭から抜け落ちている。必要なのは、新たなアプローチだ。

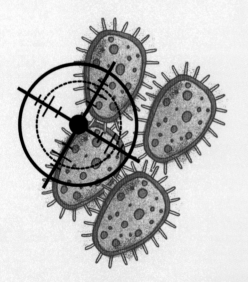

従来の考え方では、悪玉菌を標的にすることが主眼で、たいていは善玉菌も犠牲にしていた。最先端のテクニックは、健康的で多様な善玉菌のコミュニティーを育み、それにより悪玉菌が定着するのを防ぐ路線に変わってきている。

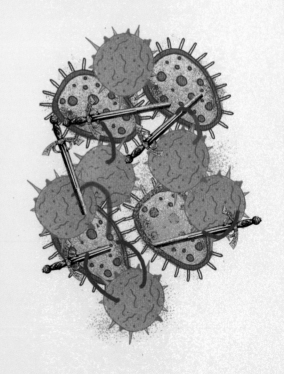

「悪いバイ菌」という単純な見方を脱し、善玉菌と悪玉菌、その両方の細菌コミュニティーに目を向けるためには、従来よりはるかに広い視野で健康を考える必要がある。「治安が悪い地区の浄化」とは、必ずしも悪者の逮捕を意味するわけではない。むしろ、その地区の全体像をじっくり眺め、何が地区全体をうまく機能させているのかを理解することが鍵となる。細菌をコミュニティーとして捉える、この根本的な考え方の変化は、過去数十年にわたり科学的アプローチに大きな影響を与えてきた。

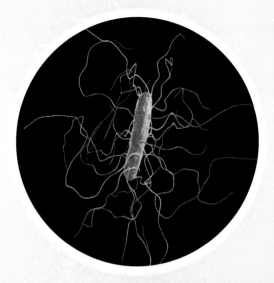

クロストリジウム・ディフィシル

クロストリジウム・ディフィシルの事例

　細菌をめぐる私たちの考え方は、どのように発展してきたのか。それを示す好例が、持続性のクロストリジウム・ディフィシル感染症の治療方法の変化だ。クロストリジウム・ディフィシル感染症は、抗生物質を使った別の感染症の治療中や治療後にかかることが多い。この感染症を患うと、下痢、痛みを伴う腹部のけいれん、吐き気、食欲減退、脱水などの症状が出る。別の感染症からの回復途上にいる人にとっては、まったく望ましくない状態だ。かつて、クロストリジウム・ディフィシル感染症に対しては別の抗生物質が投与されていた。もとの感染症に対する最初の抗生物質治療が終わる前に投与されることもあった。この第2の抗生物質により、4分の3の患者では感染を一掃できたが、残りの4分の1は、抗生物質治療の終了後に第2のクロストリジウム・ディフィシル感染症を患っていた。

　従来なら、この持続生残菌を標的とするさらなる抗生物質治療が行われていただろう。しかし、細菌をめぐる新しい考え方に従えば、クロストリジウム・ディ

フィシルが増殖を続けられるのは、細菌コミュニティーのバランスが乱れているせいだ。再発性のクロストリジウム・ディフィシル感染症患者の腸内マイクロバイオームを見ると、健康な人や最初の抗生物質治療で感染を一掃できた人に比べて、細菌の多様性がはるかに低い。そのため現在では、感染症を再発する患者に対しては、抗生物質治療を繰り返すのではなく、便移植（163ページ参照）によって健康で多様な細菌コミュニティーを投与するようになっている。

ペトリ皿の外に目を向ける

　おなかの中にいる細菌があなたの気分を左右する（150～151ページ参照）とか、あなたの免疫系を鍛えている（38～39ページ参照）とか聞くと、ほとんどの人はちょっと怪訝（けげん）に思うかもしれない。けれど、科学界ではこうした型破りな説が議論され、既成概念の枠を押し広げようとしている。

ペトリ皿は、実験室で細菌を培養するときに使われる。浅い皿の底にゼリー状の物質（寒天培地）を敷き、養分を注入して細菌を養う。蓋をすれば汚染を防げる。

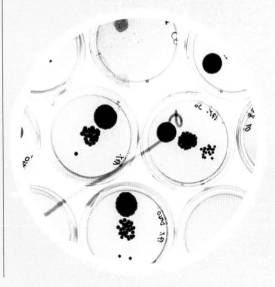

細菌とがん

　一部の悪玉菌は発がんリスクの増加と結びついているが（たとえば、クラミジア・トラコマチスと子宮頸がんなど）、科学者たちは今、がんとの闘いに細菌を役立てる方法を探っている。マサチューセッツ工科大学（MIT）とカリフォルニア大学サンディエゴ校の研究チームは、プログラミングにより大腸菌に機能を追加し、がん治療薬を腫瘍部位に運ばせようとしている。細菌が自然に腫瘍部位に集まる現象を利用し、特定の化学物質をがん細胞に直接届けようというわけだ。試験はまだマウスでしか行われていないが、興味深い新たながん治療アプローチだ。

脳を持つ細菌

　米国の科学者グループは、細菌は私たちが考えているよりも賢いと主張する。その根拠となっているのが、細菌の環境に対する反応だ。細菌の細胞表面には、環境中のさまざまな分子と結合するさまざまな受容体がある。1つの細菌が持つ受容体がバラエティーに富んでいるほど、その細菌は環境をよく理解し、それに応じて反応することができる。最も広く研究されている細菌である大腸菌は、比較的知能が低いようで、受容体は5種類しかない。一方、土壌にすむアゾスピリルム・ブラシレンセは、48種類の受容体を持つ細菌界の天才だ。

ウイルスの操縦士

　マイクロバイオームの健康について、ヒト細胞以上に大きな影響力を持つかもしれないキャラクターがいる。バクテリオファージという、細菌だけを攻撃するウイルスだ。全世界の人口の4分の3は、クラスファージと呼ばれるバクテリオファージの宿主になっている。クラスファージは、ヒトの腸内で最もありふれた細菌グループのバクテロイデス属細菌に感染し、どの細菌種よりも人類に広く行きわたっている。クラスファージの研究はまだ始まったばかりだが、バクテリオファージが腸内細菌の多様性をコントロールし、あなたのマイクロバイオームの細菌を操っている可能性を指摘する仮説も浮上している。一体誰が誰をコントロールしているのかと考えずにはいられない。

2017年、ヒトのマイクロバイオームに関係するクラス（crAss）タイプのファージのグループが発見された。

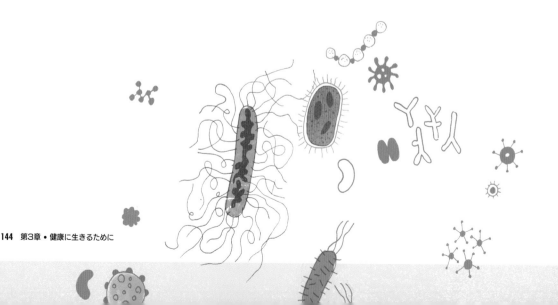

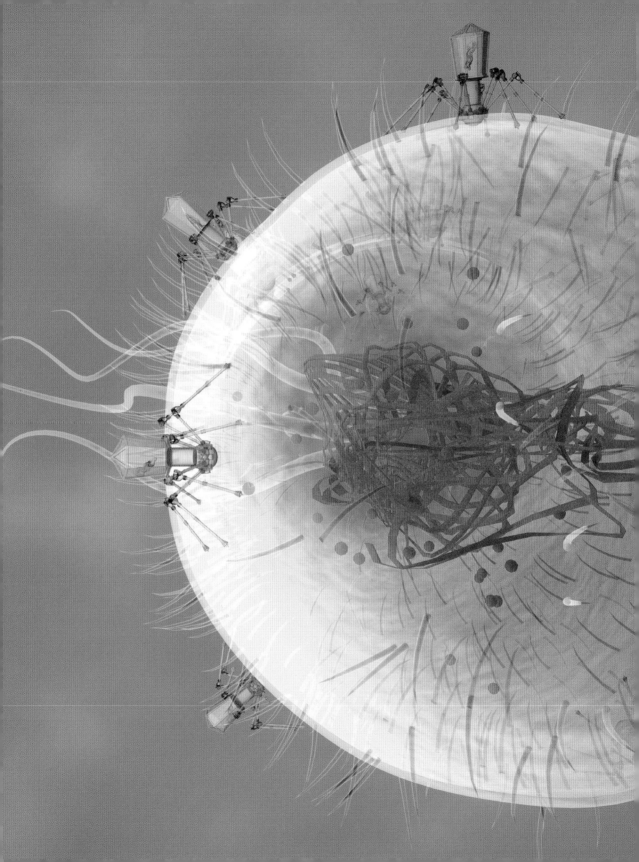

食生活と腸内細菌

あなたが食べるものは、あなたの腸内細菌の健康に直接的な影響を与える。そのため、食事は腸の健康の唯一にして最大の影響要因だ。土の種類や雨量、日照量がそこで育つ植物を決めるのと同じように、あなたの食べるものは、どの細菌種があなたの腸で繁栄するのかを左右している。

ヒト細胞と同じく、細菌の細胞にも健康的でバランスの取れた食事が必要だ。腸内細菌の最高の燃料になるのが食物繊維、つまり植物ベースの食品のうち人間には消化できない部分だ。腸内細菌はこの繊維を発酵させて、私たちにも消化できる分子に変換している。要するに、私たちが自力では抽出できないカロリーを抽出してくれているというわけだ。

食物繊維の多い食事は、腸内細菌への最高のおもてなしだ。十分な繊維がないと、細菌は飢えて死んでしまう。

食生活の変化

食べるものに応じて腸内細菌が変化するまでに、それほど長い時間はかからない。たとえば、食事中の食物繊維量を増やしてから24時間のうちに、繊維を発酵させる細菌の相対量を増やすことができる。1週間もすれば、こうした変化が宿主の健康に影響を及ぼし始める。2015年の研究では、アフリカ系米国人（高脂質、低繊維の西洋風の食事が多い）とアフリカの農村部に住む人（低脂質、高繊維の食事）の食生活を交換したところ、それぞれの腸内細菌が変わり始めるのに2週間しかかからなかった。アフリカ系米国人のグループでは繊維を発酵させる細菌が多くなり、がんを予防する短鎖脂肪酸が増え、腸内壁の炎症が減った。西洋風の食事に切り替えたアフリカの農村部に住む人のグループでは、その反対の影響が見られた。

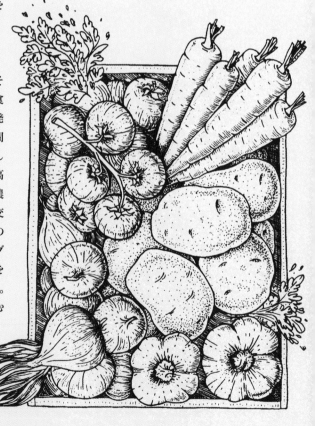

ゾベリア・ガラクタニボランス

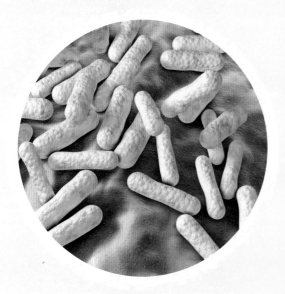

細菌は食べたものを映す鏡

　紅藻を餌にしている海洋性細菌のゾベリア・ガラクタニボランスは、紅藻の硬い細胞壁を分解する特殊な酵素を作る。紅藻（海苔など）を食べる習慣のある日本人は、そこに付着しているゾベリア菌も自然と食べることになる。この海洋性細菌にとって、ヒトの腸はすみやすい場所ではなく、たいてい長くは生き延びられない。ところが、どこかの時点で、ヒトの腸に好んですむ細菌のバクテロイデス・プレビウスが、紅藻の細胞壁を分解する酵素を作る遺伝子をうまく自分のゲノムに取り込んだようだ。そうしたわけで、バクテロイデス・プレビウスは世界中の人の腸にいるが、海藻を分解できる細菌株は日本人でしか見られない。

アスリートの腸

　マイクロバイオームと運動能力の結びつきを探る研究では、身体活動と細菌構成に関連性があるらしいことが明らかになっている。アイルランドのコークにあるAPCマイクロバイオーム研究所の科学者が発表した論文では、アイルランドのプロラグビー選手の腸内細菌叢の多様性が健康な対照群に比べて高いと報告されている。一流のアスリートの消化吸収や炎症の抑制、パフォーマンスの効率向上に、腸内細菌はどのように貢献しているのだろうか。それについては、今も研究が続いている。どうやら、トップアスリートになるには健康な腸が必要なようだ。

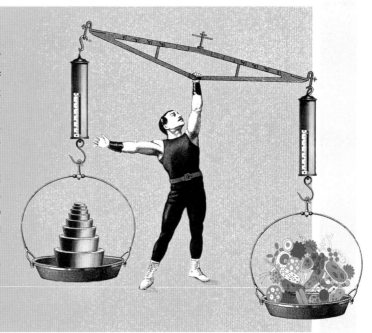

腸内細菌と健康

　食事が腸内細菌に与える大きな影響については、まだすべて解明されたわけではない。食べ物そのものが細菌コミュニティーの変化に直接関わっているのか。それとも、もっと複雑な何かが起きているのか。そこまでは、まだ突き止められていない。科学者たちは、腸の細菌コミュニティーの違いが人間の健康に与える影響も解明しようとしている。腸内細菌の「不満」と病気の間にさまざまなつながりがあることは分かっているが、どのような流れでつながっているのかは不明なままだ。病気が腸内細菌を変えるのか、それとも腸内細菌の変化が病気を引き起こすのだろうか。

　万人にとって理想的な腸内細菌コミュニティーの構成などは存在しないのかもしれない。だが、多様性が健康で幸福な腸を表すサインだという点で、科学者の意見は一致している。つまり、存在する細菌種が多いほどいいということだ。ゴボウ、サツマイモ、インゲン豆などの高繊維で抗酸化物質の豊富な食品を取れば、多様な腸内細菌コミュニティーを育める。

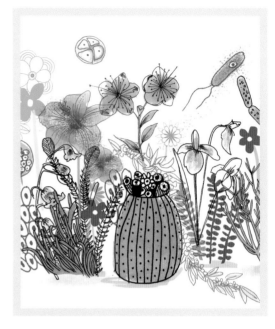

健康で幸せな腸には、多様性に富んだ
細菌コミュニティーがある。

腸内細菌がいないと、
同じ量の食べ物から
摂取できるカロリーは
10〜15%減少すると
推定される

治療

　プレバイオティクスやプロバイオティクス（160〜161ページ参照）を使った善玉菌の増殖促進と、健康な人から病気の人への便移植（163ページ参照）による善玉菌移植は、どちらも病気の治療法として研究が進められている。腸内細菌と各種の病気との関係はまだ完全には解明されていないものの、こうした研究が新たな治療法につながることが期待されている（107ページ参照）。

多様性の消失

　ある学生が2週間ファストフードだけを食べ続けたあと、自分の腸内細菌を調べたところ、細菌種の多様性がおよそ40%（1400菌種）減少していることが分かった。

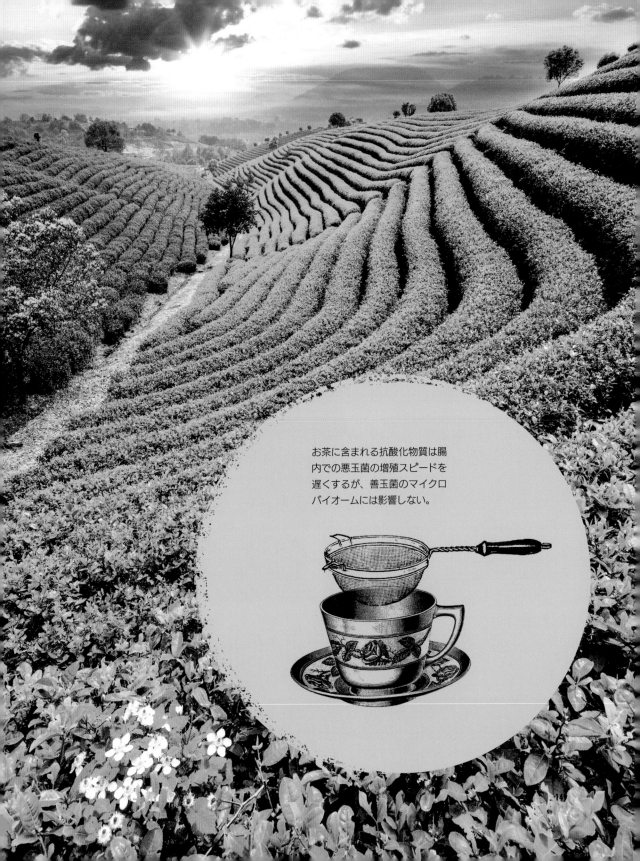

お茶に含まれる抗酸化物質は腸内での悪玉菌の増殖スピードを遅くするが、善玉菌のマイクロバイオームには影響しない。

149

細菌と気分

19世紀には、大腸にたまった老廃物から発生した毒素が、うつや不安、さらには精神病を引き起こすと考えられていた。現在では（ありがたいことに）不安を下剤で治療することはなくなったものの、腸内細菌があなたの気分に影響を与え、ひいては心の健康を左右することを示す証拠が集まりつつある。

重度のうつ病を患う人は、健康な人よりも腸内マイクロバイオームの細菌種が少なく、多様性が低い傾向がある。とはいえ、そうしたマイクロバイオームの変化がうつ病の原因なのか結果なのかは分かっていない。「鶏が先か、卵が先か」の難問だ。

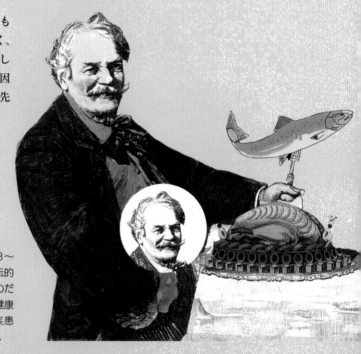

幸せなおなかに、幸せな頭。18〜19世紀には、不安とうつは遺伝的な弱さであり、変えられないものだと考えられていた。現在では、健康な腸内細菌を育むことで精神疾患を治療する方法が探られている。

どちらが先？

腸内細菌を持たないように（つまり無菌になるように）繁殖させた齧歯類（げっしるい）を使った、腸内マイクロバイオームの研究が行われている。不安症でうつ傾向のあるラットの腸内細菌を健康な無菌ラットに移植して、腸内細菌とうつの関係を詳しく探っている。そして、便移植を受けた健康なラットがうつ的な行動を取るようになることが分かった。他の研究では、うつ病の人から無菌ラットに細菌を移植し、同じ結果が得られた。

プロバイオティクスと抗生物質がマイクロバイオ

ームを変化させ、それにより（齧歯類の）情動行動を変えることを示す証拠もある。そうした研究はどれも、腸内細菌が精神状態に影響を与える可能性を示している。

　もちろん、ことはそれほど単純ではない。マイクロバイオームが気分に影響を与える証拠がある一方、気分、特にストレスや不安がマイクロバイオームに影響を与えることを示す証拠もある。赤ちゃんラットを母親から引き離してストレスにさらすと、腸内マイクロバイオームが変化する。そのラットにプロバイオティ

細菌は腸と脳を実際に行き来するわけではない。微生物の腸脳軸（152～153ページ参照）という双方向経路を移動する物質を介して作用している。

クスを与えると、ストレスレベルが低下する。どうやら、腸と脳の通信経路は双方向で働いているようだ。

腸と脳に関係する疾患

　気分と腸内マイクロバイオームの間に関連性が認められることから、科学者たちは過敏性腸症候群（IBS）などの疾患を新たな視点から見るようになっている。過敏性腸症候群を抱える人は、しばしばうつや不安にも苦しんでいる。この病気は不快な症状を伴い、苦痛を感じることも珍しくないので、気分の変化はそのせいとされることが多かったが、最近の研究では、腸内マイクロバイオームも関係している可能性が探られている。もしそうなら、善玉菌を育み（112～113ページ参照）、腸内マイクロバイオームのバランスを取り戻す治療により、消化器症状を和らげるだけでなく、患者の心の健康も改善できるかもしれない。

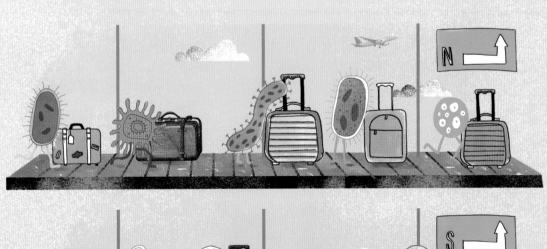

微生物と腸脳軸

腸内マイクロバイオームと気分・精神衛生はどのような影響を
与え合っているのだろうか。その答えを求めて、科学者たちは
腸内細菌と脳のコミュニケーションのありようを調べている。

脳は血液脳関門に守られたセキュ
リティー万全のエリアだ。血液脳関門
は、微生物や毒物を脳に近づけないよ
うにできている。腸内細菌そのものが
脳へ移動することはできない。関門
の通過を許可される物質を作るか、
腸内の細胞を刺激して関門を通過
させるか、そのどちらかの手を使う。
つまり、体にもともと備わっているシス
テム（内分泌系、神経系、免疫系）
を利用して、気分や心の健康に影響を
及ぼしているわけだ。

微生物は、さまざまな経路を介して脳に
信号を送っているようだ。経路の多くは
科学者が探索しているところだが、以下
の3つの経路については、存在を裏づけ
る証拠が続々と集まっている。

免疫細胞

細菌は免疫細胞のサイトカイン分
泌を刺激する。サイトカインは、
脳機能の変化をはじめ、体内のさ
まざまな反応の引き金になる。

神経細胞

細菌が特殊な細胞によるセロトニ
ン産生を刺激し、それが神経細胞
間の信号伝達を促進している。

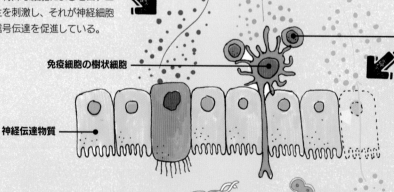

T細胞

免疫細胞の樹状細胞

代謝産物

細菌は細胞反応を通
じて、代謝産物と呼ば
れる多くの化合物を
作る。その代謝産物
が、脳を含めた全身で
変化を引き起こす。

神経伝達物質

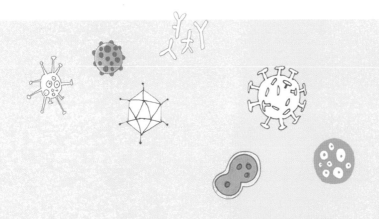

腸と脳をつなぐ3つの経路

神経細胞 細菌は、腸内の特殊な細胞を刺激して神経伝達物質を放出させる物質を作る。そうした神経伝達物質の1つが、セロトニンだ。セロトニン自体は血液脳関門を通過できないが、腸から脳へ情報を運んでいる迷走神経を刺激する。この刺激により気分が向上するが、なぜ向上するかを理解するにはさらなる研究が必要だ。

免疫細胞 腸内に細菌が存在しているだけで、その近くにいる免疫細胞がサイトカインと総称される小さなタンパク質を分泌するようになる。サイトカインの役割と機能はまだ完全には解明されていないが、血液脳関門を突破し、体内で善悪両方の影響を及ぼすことが分かっている。たとえば、善玉のサイトカインは体が病原体と闘うのを助けるが、悪玉のサイトカインは重度のうつや、クローン病などの炎症性疾患と関係している。こうした仕組みが、腸内細菌が気分に影響を与える手段の1つになっている可能性もある。

代謝産物 細菌が代謝に伴って作る化学物質（神経伝達物質のセロトニンやドーパミンなど）のほとんどは、ヒトの細胞が作る物質と同じなため、体内で及ぼす作用も同じとなる。気分への影響もそこに含まれる。こうしたコミュニケーション経路の中でも、セロトニンの刺激は特に大きな関心を集めている。というのも、セロトニンは「幸せホルモン」とも呼ばれるとおり、気分や精神衛生と密接に関係する神経伝達物質だからだ。人間のセロトニンの約90％は腸内で作られるため、その意味で腸は重要な役割を果たしているといえる。

腸から心を健康に

最近は、腸と脳の結びつきの解明に多額の資金がつぎ込まれている。もっと多くのことが分かれば、腸内マイクロバイオームに手を加えて心の健康を改善することもできるのではないかと期待されている。たとえば、人間のストレス耐性を高めたり、セロトニン産生量を増やしたりする代謝産物を作る細菌株が特定できれば、その細菌株の働きを促進できるかもしれない。プレバイオティクスやプロバイオティクスにより腸内に導入できる可能性もある。そうした治療法が確立されるまでは、果物と野菜の食物繊維が豊富でバランスの取れた食事を取るようにするといい。それだけでも精神疾患にかかりにくくなることを示す科学的な証拠も得られている。食事で胃腸を健康に保てば、心の健康も促進できるかもしれない。

睡眠サイクルと腸内細菌

心の健康は、睡眠の量や質と密接に結びついている。不安やうつを抱える人では、睡眠パターンが乱れることが多い。自然光の量、ホルモン、脳内の信号はどれも睡眠に影響を与えるが、腸内細菌もひと役買っているかもしれない。腸内細菌は気分や不安のレベルを変化させることによって間接的に睡眠に影響を及ぼすが、睡眠サイクルの調節において大きな役割を果たす化合物も作っている。

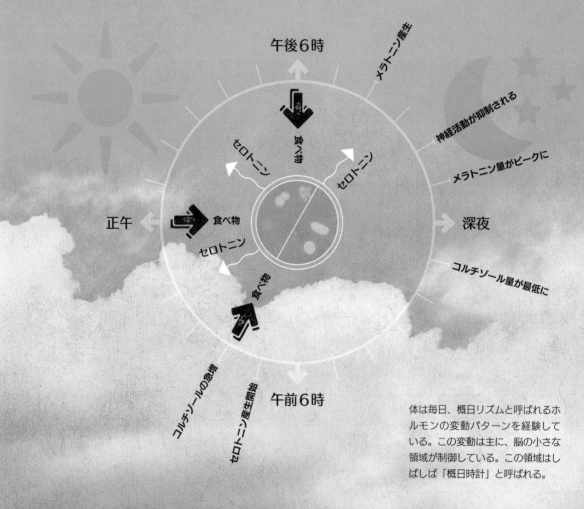

体は毎日、概日リズムと呼ばれるホルモンの変動パターンを経験している。この変動は主に、脳の小さな領域が制御している。この領域はしばしば「概日時計」と呼ばれる。

腸内微生物と睡眠

腸内マイクロバイオームは睡眠パターンにどんな影響を与えているのか。それについてはまだ知るべきことがたくさんあるが、腸内の微生物が腸の免疫細胞を刺激し、浅いタイプの睡眠を促進する化合物を作らせていることは分かっている。昼の間、体はコルチゾールというホルモンを分泌し、このホルモンが、睡眠を促進する化合物の働きを阻止している。ところが、昼が過ぎコルチゾールの量が減ると、睡眠化合物が効果を発揮し始める。

腸内マイクロバイオームは、「幸せホルモン」の異名を持つセロトニンの産生を刺激し、睡眠パターンにも影響を与えているようだ。あたりが暗くなると、光の量の減少に刺激され、体がセロトニンを睡眠ホルモンの主力であるメラトニンに変換する。セロトニンの産生を刺激する腸内マイクロバイオームは、夜にぐっすり眠るためのお膳立てをしているといえる。

病気を引き起こす細菌は、飛行機内で最長1週間生き延びられる。細菌の密航者は、シートポケット、トレイテーブル、アームレストにすみついている。

細菌のリズム

腸内細菌にも1日のリズムがある。あなたが眠っている間、細菌たちは細胞内にたまった毒素の除去やDNAの修復といったメンテナンス活動にいそしんでいる。あなたが目覚めて食事を始めると、細菌は生長して分裂することや、送り込まれた食べ物をエネルギーに変える作業に時間を費やすようになる。

腸内の細菌コミュニティーの構成も、24時間にわたって変動する。一部の細菌種は、1日の特定の時間に増えることが知られている。毎日決まった時間に食事をすれば、消化に関わる善玉菌のラクトバチルス・ロイテリが餌の到来を予期して数を増やし始めることを示す証拠もある。この細菌が増えることで、食べ物と一緒に入ってくるかもしれない悪玉菌が数の力で追い払われ、宿主の健康が守られる。

睡眠パターンの乱れ

シフト制の仕事をしている人や、異なるタイムゾーンを頻繁に行き来している人は、自然な睡眠パターンが乱れがちで、不規則な時間に食事をする傾向がある。そうした乱れは腸内マイクロバイオームにも影響を与え、細菌の1日のリズムを狂わせる。時差ぼけに苦しむ人では、肥満や代謝疾患と関係するフィルミクテス門の細菌種の数が多い。時差ぼけから回復するとフィルミクテス門の細菌種がまた減ることを示す証拠も、限定的ながら存在している。ただし、睡眠パターンが頻繁に変わるシフト制で働く人の場合どうなるかは、まだよく分かっていない。

ライフスタイルの選択と細菌

人体にすむ細菌に影響を与える（そして細菌も影響を与える）ものは、睡眠、気分、食事だけではない。あなたのライフスタイルがあなたのマイクロバイオームを作るといってもよい。衛生に関する習慣、飲酒量、食べるもの、喫煙の有無、日々の活動——そのすべてが、あなたの体で暮らす細菌コミュニティーにさまざまな形で影響を与えている。

　ひげを伸ばすと、皮膚の細菌コミュニティーに影響が出る。ひげは細菌に新たな資源を提供し、毎日のひげ剃りによって細菌コミュニティーが乱されることもなくなる。せっけんのブランドや衣類の種類も、体にすむ細菌に影響を与える。健康な2人の細菌コミュニティーがときとして大きく違う理由は、そうした微妙なライフスタイルの違いで説明できるかもしれない。

ヒトのマイクロバイオームは比較的安定しているが、日々の活動の多くが、私たちをすみかとする細菌コミュニティーに直接的かつ重大な影響を与えているかもしれない。

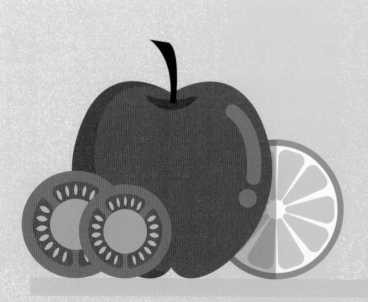

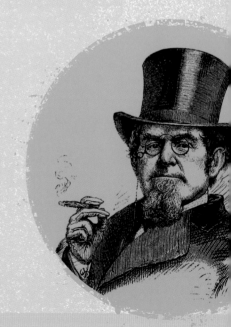

定期的な運動

運動は腸内の善玉菌の数を増やし、細菌種の多様性を高める。気分や脳にもポジティブな影響を与えるので、微生物の腸脳軸（152〜153ページ参照）を介して腸内細菌に間接的な影響を及ぼすかもしれない。一方、運動は消化のスピードを高めるため、それが腸内細菌に直接影響する可能性もある。食べ物が大腸を通り抜ける前に効率的にエネルギーを利用できる細菌種には有利かもしれない。

アルコール

アルコールは細菌（善玉も悪玉も）の増殖と代謝を遅くすることもあるが、多くの研究では、定期的な飲酒により腸管内の細菌が増殖する可能性が示されている。問題は、普段なら細菌が増殖しないエリアで増殖することだ。1日1杯の飲酒だけでも、小腸での細菌の増殖が通常よりも盛んになる。大腸に比べると、小腸は細菌の数が比較的少ない。そのため、小腸での細菌コミュニティーの増殖は、膨満感、腸内ガス、腹痛、便秘、下痢を引き起こすことがある。

飲酒量の多い人では、状況はさらに深刻だ。多量の飲酒を続けると、細菌が腸の内壁を突破し、血流にのって肝臓へ移動することがある。肝臓はすでに、血液からアルコールを除去しようと必死に働いているが、細菌が移動してくると、免疫系がそうした侵入者に攻撃をしかける戦場になる。すると、アルコールそのものが引き起こす肝組織の損傷に加えて、修復できない損傷が生じる恐れがある。

喫煙

タバコの煙は多くの疾患のリスク因子だ。肺がんのように、結びつきが明らかな病気もあるが、炎症性腸疾患やクローン病など、つながりがそれほど明らかになっていない病気もある。そうした病気は腸内細菌の変化とも関連していることから、喫煙がヒトマイクロバイオームに及ぼす影響を解明しようと研究が進められている。2016年に米国で行われた研究では、喫煙者の口内の細菌コミュニティーは非喫煙者のそれとはまったく違うことが分かった。喫煙者に見られる細菌コミュニティーが病気につながるかどうかは、まだ研究中だ。

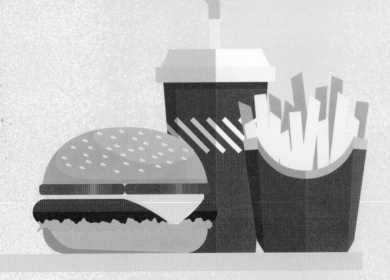

既往歴と細菌

ヒトのマイクロバイオームは1つの生態系であり、かく乱されやすい。患った病気、特に子ども時代の病気と、その治療方法は、細菌の生態系に影響を与える。体内の善玉菌は、たとえば1度の下痢のあとなら、また力をつけて復活するかもしれない。だが、あらゆる生態系と同じように、繰り返し乱されると、そこで生きる細菌種の多様性に長期的な影響が及ぶこともある。

　私たちの既往歴は、さまざまな形で善玉菌に影響を与える。病気治療のために投与された抗生物質に直接殺されることもあるし、病気による下痢などの症状や、風邪のときに作られる大量の粘液により、体から排出されることもある。旅行中に遭遇した寄生虫や入院中に感染した細菌のような新顔の生物が体に入り込み、善玉菌に直接影響を与えることも考えられる。虫垂の切除や重度のやけどのように、病気や事故により細菌の暮らす環境が変わり、そのせいで間接的な影響が及ぶケースもある。

ノロウイルスなどに繰り返し感染すると、台風に何度も襲われたサンゴ礁と同じような被害を腸内細菌が受ける。病気の頻度が高いほど、細菌が多様性を取り戻すのに時間がかかる（取り戻すことができるなら、の話だが）。

抗生物質

抗生物質が善玉菌に短期的な影響を与えることは予想できるが、長期的な影響も生じる可能性がある（46〜47ページ参照）。どんな影響かは、使用する抗生物質の種類や投与の頻度・方法によって変わる。クリンダマイシンという抗生物質の投与前後に患者の腸内細菌コミュニティーを調べた研究では、善玉菌であるバクテロイデス属細菌が投与前の数と多様性を取り戻すのに2年かかることが分かった。潰瘍を引き起こすヘリコバクター・ピロリに対して広く使われている抗生物質を投与された患者では、一部の腸内善玉菌の細菌種が4年後まで回復しなかった。

マイクロバイオームがまだ発達途上の子どもを対象とした研究では、生後3年以内に抗生物質治療を受けた子の腸内の善玉菌コミュニティーは、抗生物質治療を受けていない子に比べ多様性と安定性が低いことが分かった。善玉菌の細菌種数は同じくらいでも、細菌株（17ページ参照）の数が少なくなる可能性がある。そうした子の善玉菌は遺伝的多様性が低く、環境の変化に適応するのが難しいようだ。子どもの成長過程でそうしたマイクロバイオームの違いがどれくらい続くかについては、さらなる研究で解明する必要がある。

余分な臓器

最近の研究では、かつては余分な臓器と考えられていた虫垂が、腸内の善玉菌のいわば隠れ家となっている可能性が浮上している。胃腸感染症のせいで下痢を起こすと、腸内に善玉菌がほとんどいない状態になることがある。ところが、虫垂は影響を受けないので、病気が回復したら、虫垂にいた善玉菌がまた腸に進出して根を下ろせるというわけだ。

まだ研究は進んでいないものの、理論上は、虫垂がないと腸内マイクロバイオームの復活に影響があると考えられる。虫垂のあるなしで、腸内に再進出する善玉菌の種類が左右される可能性もある。虫垂を切除した人は大腸炎（クロストリジウム・ディフィシルが引き起こす大腸の炎症）になりやすいことを示す証拠もある。同じように、扁桃腺を除去した人でも、その結果として口内マイクロバイオームが恒久的に変化する可能性があるが、それについてはまだ研究で証明されているわけではない。

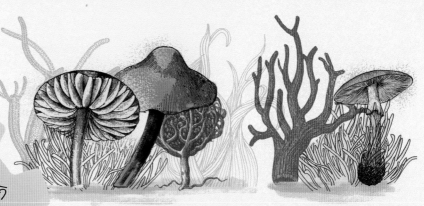

「〜マイシン」という
名の抗生物質は
真菌の作る物質に
由来している

細菌を薬にする

多様性の高い腸内細菌コミュニティーが健康を促進することを示す証拠が続々と集まっている今、医療分野では、健康を維持するだけでなく、過敏性腸症候群（IBS）やクローン病などを治療するために、善玉菌の増殖を後押しするさまざまな方法を探っている。プレバイオティクス、プロバイオティクス、便移植は、どれもマイクロバイオームを変化させて人間を健康にするための手段になる。

腸だけではない

　プレバイオティクスとプロバイオティクスは腸以外にも使われる。局所的なプレバイオティクスとプロバイオティクスを皮膚の健康に役立てる方法についても、研究が進められている。実際、昔から温泉が肌の若返りや炎症の治療に利用されてきたのは、天然温泉で見つかったビトレオシラ・フィリフォルミスという細菌種のためではないかと考えられている。この細菌種は現在、プロバイオティクス皮膚治療薬として化粧品で広く使われている。

ポリバイオティクスはさまざまな細菌株を含むタイプのプロバイオティクスで、細菌コミュニティーが丸ごとパッケージされている

シンバイオティクスはプロバイオティクスとプレバイオティクスの両方を含む製品だ

プレバイオティクスは善玉菌の増殖に役立つ栄養を届け、プロバイオティクスは生きた細菌を届ける。プレバイオティクスはプロバイオティクスの餌になるわけだ

	プレバイオティクス	プロバイオティクス
基本的な性質	人間には消化できない食物繊維。善玉菌の栄養になるが、悪玉菌の栄養にはならない。	生きた善玉菌。
作用の仕方	胃から小腸を抜けて大腸へ到達し、そこで善玉菌の餌になる。胃の酸や消化酵素により損なわれることはない。	胃から小腸を抜けて大腸へたどり着き、うまくいけばそこにすみついて増殖できる。酸や消化酵素に弱いので、すべて生きたまま大腸にたどり着けるわけではない。
摂取できる食品	ブロッコリー、キャベツ、アスパラガス、バナナ、タマネギ、きのこ類、豆類、海藻類など。	ヨーグルト、納豆、キムチ、ぬか漬け、味噌など、生きた細菌群を含む発酵食品（162ページ参照）。
サプリメント	善玉菌にとって、すべての食物繊維が同じ栄養価を持つわけではない（すべての食物繊維がプレバイオティクスとはならない）。メーカーは善玉菌にとって最も栄養価の高い繊維を単離し、濃縮してサプリメントを作っている。通常は粉末か錠剤だが、製法はブランドによって異なる。	生きた細菌のさまざまな細菌株や細菌種の組み合わせを含むプロバイオティクスが、さまざまなブランドから販売されている。多くは食用カプセルの形で提供される。
利点	プレバイオティクスのサプリメントは品質保持期間が長い。また、消化の影響を受けないため、摂取したものが必ず大腸に届けられる。	病気のあとの腸内で、多様性の高い善玉菌コミュニティーを回復させるのに役立つ。特定の細菌の増殖を促したい場合は、特定の細菌株を摂取できる。
欠点	プレバイオティクスが善玉菌を育てられるのは、あらかじめ善玉菌が存在している場合に限られる。善玉菌の特定の細菌株の増殖を促すことはできない。	摂取したプロバイオティクスの大半は、大腸にたどり着く前に死んでしまう。プロバイオティクスのサプリメントは品質保持期間が短く、冷蔵保存する必要がある。

役に立つ細菌たち

人類は少なくとも7000年前から、発酵を利用して食料を保存したり、パンやアルコールを作ったりしてきた。発酵プロセスではまず、熱や塩を使って、食品を腐らせる悪玉菌の増殖を抑える。次に、善玉菌や酵母を加える。そうした微生物が、食品に含まれる炭水化物をさまざまな生成物、たとえばエタノール（ワインやビール）、乳酸（ザワークラウト、キムチ、ヨーグルト）、体によいビタミンや脂肪酸などに変える。発酵食品を一口食べるたび、栄養とともに有益な細菌もたっぷり摂取することになる。発酵食品は、意図せずして作られたプロバイオティクスといえよう。

酢を使わずに作るキュウリのピクルス、ヨーグルト、キムチ、ザワークラウト、コンブチャ（紅茶キノコとも呼ばれる発酵飲料）などの発酵食品には、生きた善玉菌が含まれている。

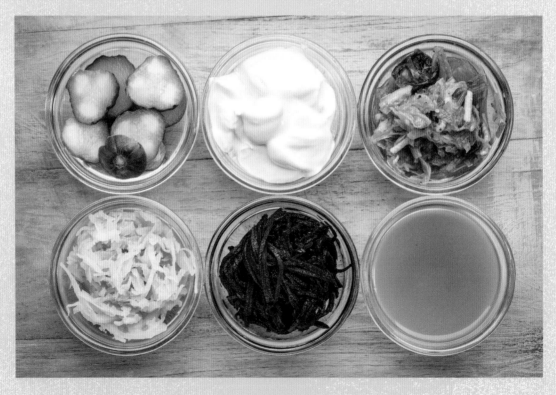

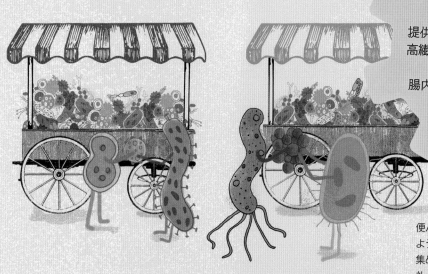

便バンクは、血液バンクと同じ
ように、健康な提供者から便を
集める。米国では、提供者は謝
礼として数ドルをもらえる。

便移植

便中細菌叢移植（FMT）の手順は、まさに読んで字のごとく。健康な提供者から便を採取し、悪玉菌の検査をしてから、大腸内視鏡や浣腸などを使って病気の人に移植する。プロバイオティクスやプレバイオティクスと比べた場合の利点は、健康な細菌コミュニティーを、胃を経由せずに直接、必要な場所へ届けられることにある。さらにプレバイオティクスを併用すれば、新たな細菌コミュニティーの繁栄に役立つかもしれない。

記録に残っている最初の事例は4世紀の中国までさかのぼるが、最近では、クロストリジウム・ディフィシル感染症、過敏性腸症候群（IBS）、クローン病、潰瘍性大腸炎などを効果的に治療できる低コストかつ低リスクの方法として注目を集めつつある。便移植の課題は、規制が難しいことだ。マイクロバイオームの理想形に関して見解が分かれているため、治療を標準化することができないのだ。とはいえ、便バンクは、提供者の選別とサンプルの徹底的な検査により、移植プロセスを明確化するのに貢献している。

細菌生態系療法

細菌生態系療法（MET）は、便移植のさらに一歩先を行く手法だ。こちらは、健康な人から便サンプルを採取し、抗生物質耐性を獲得した善玉菌を含めて、あまり望ましくない細菌がいないかどうかを徹底的に検査する。健康なサンプルから善玉菌を分離し、そこに有益であることが分かっているほかの細菌コミュニティーを加える。要するに、細菌が最も幸せになるのは多様性の高いコミュニティーにいるときだという考え方を実践しているわけだ。そうして出来上がった調合物を、この方法を開発したカナダの研究グループは「リプープレート」と呼んでいる。この調合物を大腸内視鏡により患者に移植する。

この手法の利点は、移植する細菌コミュニティーをコントロールしやすいことだ。そのため、ヒトのマイクロバイオームと病気の関係の解明が進むのに合わせて、細菌コミュニティーを標準化したり修正したりして特定の疾患を治療できるようになる可能性が高い。

細菌のいない環境

無菌環境や無菌操作が欠かせない状況は存在する。たとえば、手術室
の手術用器具などだ。だが、私たちは日々の暮らしの中で、細菌を殺
すことに夢中になり過ぎていないだろうか。抗菌作用のあるせっけん
や消毒液、洗剤類の使用は、環境に負荷を与える。そして不自然な無
菌環境を生み出し、人間の健康に影響を及ぼす可能性もある。

　家庭やオフィスの殺菌された環境は、先進国でアレ
ルギーを持つ人が増えている要因の1つと考えられ
ている。免疫系を発達させ、体の均衡（ホメオスタシ
ス、36ページ参照）を保つには、環境中にいる善玉
菌たちと、とりわけ子ども時代にたびたび接すること
が大切だ。

調理台の表面全体（何かをこぼした場所だ
けでなく）を刺激の強い洗浄剤で定期的に
拭くと、そこにいる無害な細菌の層も取り
除かれてしまう。無害な細菌がいれば、資
源をめぐる競争で悪玉菌を打ち負かし、悪
玉菌の増殖を抑えるのに役立ってくれる。

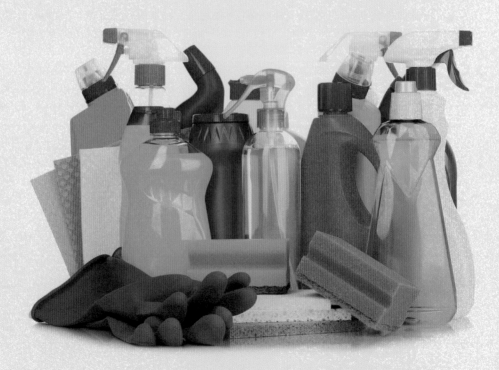

衛生仮説

　幼い頃に、善玉・悪玉を問わず、細菌に十分さらされないと、免疫系の正常な発達が妨げられるという説がある。そのため、第1子は花粉やほこりといった無害な物質に対する耐性が低くなることがある。きょうだいやペットがいると、子どもはより多くの細菌にさらされやすくなる。また、忙しい家庭では、家事に費やす時間が短くなるので、細菌のいない環境が少なくなる。細菌やそのほかの微生物に常にさらされていると、発達途中の免疫系が鍛えられ、善玉菌と悪玉菌を見分ける能力を磨くことができる。

清潔さも重要

　衛生仮説は家事の手を抜く絶好の口実になりそうだが、家の中には、衛生状態に特に気を使わなければいけない場所もある。たとえば、生肉、特に鶏肉を切るのに使ったまな板はすぐに洗うべきだが、野菜を切った場合は時間がたってからでもかまわない。肉と野菜で別々のまな板を使うこともおすすめする。温かくて湿った環境では、善玉菌も悪玉菌も増殖しやすい。そのため、たとえば布巾などは毎日交換するほうがいい。生の鶏肉を下処理するときには、水道の蛇口の下で肉を洗ってはいけない。肉の表面についた細菌が水滴にのって、キッチンのあちらこちらの表面に飛び散ってしまうからだ。同じように、便座の蓋を閉めてからトイレを流せば、渦巻く水や排泄物に混ざった細菌が近くにあるものに飛び散るのを防げる。

プロバイオティクスのクリーナー

　欧米では現在、抗菌性のある化学物質ではなく善玉菌が入ったプロバイオティクスのクリーナーが販売されている。このクリーナーは、プロバイオティクスがヒトのマイクロバイオームに影響を与えるのと同じ原理で働く（160〜161ページ参照）。善玉菌のコミュニティーで表面を覆ってしまえば、善玉菌が数の力で悪玉菌を締め出してくれるというわけだ。

　化学物質を使ったクリーナーは薬剤耐性細菌株の出現に寄与している可能性もあるため、病院用のプロバイオティクスクリーナーの研究も進められている。無害なバチルス属細菌種の胞子を含むクリーナーを開発したイタリアの研究チームは、このクリーナーを使うと、病院の表面にいる病原性細菌の数が従来の殺菌剤に比べて最大90％減少することを明らかにした。また、耐性菌の発生も促進されなかった。

コンピューターの
キーボードと
持ち主の
細菌コミュニティーを
調べれば、
どのキーボードが
誰のものかを
特定できる

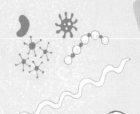

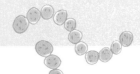

都会の細菌、田舎の細菌

都会の家にすみついている細菌のほとんどは、宿主の体（皮膚や口や腸）に由来する細菌だ。一方、もっとのどかな土地で暮らす人の家では、外の世界（土や空気）から来た細菌の占める割合がはるかに大きくなる。都会に住む人と田舎に住む人のかかる病気が異なりがちなのは、そうした細菌の違いと関係あるのかもしれない。

都市ごとに細菌コミュニティーに差はあるが、田舎で見られる細菌コミュニティーほどはっきりとした特徴はない。これはおそらく、都市は人の移動が多いためだろう。

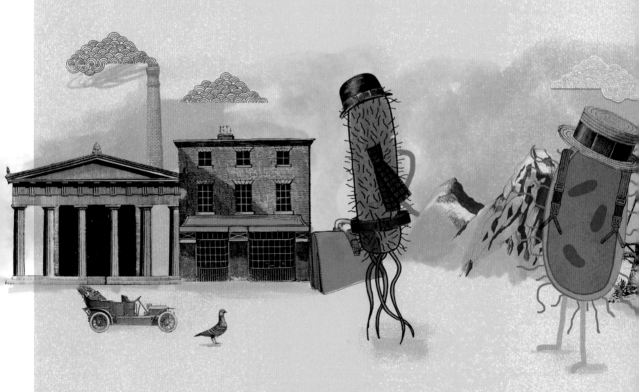

なぜそれほど違うのか？

　こうした細菌コミュニティーの違いは、基本的には、屋内環境と屋外環境がどの程度相互作用しているかに基づいており、屋外環境の性質にも関係がある。たとえば、マンションの10階で窓が2つしかない部屋は、四方に窓があり外の空気が流れ込んでくる田舎の一戸建てよりも換気量がはるかに少ない。靴や服を介して農園や泥の多い原っぱや森林から運び込まれる細菌は、都市の街路から入ってくる細菌とはまったく違う。土のついた掘りたてのニンジンを使うか、スーパーで買ったビニール袋入りのニンジンを使うかという単純な違いでさえ、家の中にすみつく細菌の種類に影響を与える。

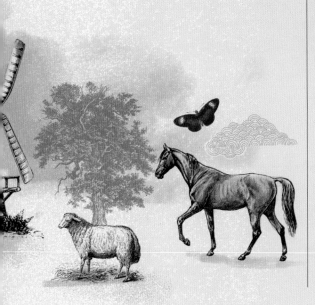

オフィスにいる細菌のおよそ30％は、ヒトの皮膚にいる

都会と田舎の腸内マイクロバイオーム

　都会の環境と田舎の環境に見られる細菌コミュニティーの違いは、ヒトのマイクロバイオームにも影響する。マイクロバイオームが違うのは環境にいる細菌が違うからだと思う人もいるかもしれないが、どうやら食生活の違いも関係しているようだ。たとえば、ロシアで行われた研究では、ロシアの都会に住む人のマイクロバイオームは、ロシアの田舎に住む人よりもむしろ欧米型の生活をする人のマイクロバイオームに似ていることが分かった。ロシアの都会では欧米風のライフスタイル（肉や加工食品の消費量が多い、など）を送る人が多いためではないかと、科学者たちは考えている。そうした違いと人間の健康への影響を解明するには、さらなる研究が必要だ。

人間の健康

　統計的に見ると、田舎に住む子どもはアレルギーや喘息になりにくい。その一因は、都会の子どもとは違う細菌に多くさらされることにある。とはいえ、都会と田舎それぞれの細菌コミュニティーが人間の健康全般にどう影響しているのかは、まだよく分かっていない。社会経済の状況や医療へのアクセス、地域の空気の質といったほかの要素も、人間の健康に関与している。

建物の中の細菌

同じ街の中でも、建物が違えば細菌コミュニティーも違う。さらに、同じ建物でも、部屋によって細菌コミュニティーが変わる。トイレにはヒトの腸と結びついた細菌がいる一方で、寝室にいる細菌は皮膚と結びついている。建物にすむ細菌の種類を左右する2大要因は、換気の状況とその建物にいる人間のようだ。

部屋にいる人の数、そこで過ごす時間の長さ、毎日同じ人たちが使うのか、それとも違う人が使うのか。さまざまな要素が室内のマイクロバイオームに影響を与える。

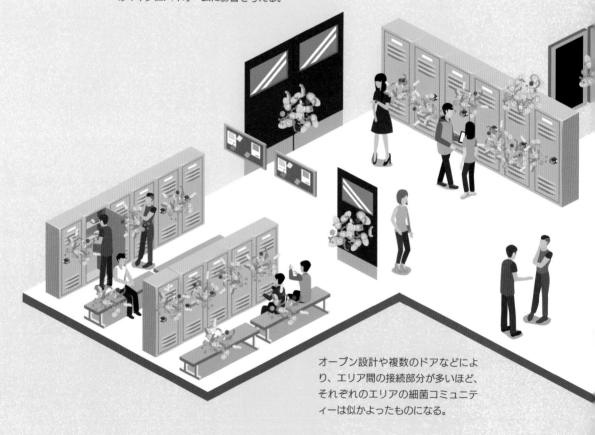

オープン設計や複数のドアなどにより、エリア間の接続部分が多いほど、それぞれのエリアの細菌コミュニティーは似かよったものになる。

託児所

　託児所では、細菌があっという間に広がる。おもちゃをかんだり、小さな手で鼻水をぬぐい、そのままクレヨンをつかんだりするからだ。そのため、託児所に通う子が呼吸器系感染症にかかる確率は、自宅にいる子の3〜4倍に上る。しかし、衛生仮説（97ページ参照）によれば、これは子どもの免疫系にとって貴重なトレーニングになる。託児施設をめぐる考え方は、「細菌の拡散防止（これは不可能だろう）」から「善玉

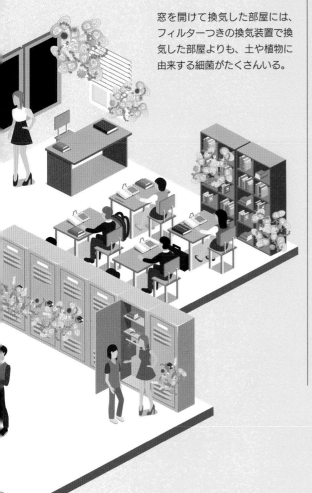

窓を開けて換気した部屋には、フィルターつきの換気装置で換気した部屋よりも、土や植物に由来する細菌がたくさんいる。

菌の拡散」へと徐々に変わりつつある。殺菌剤についても、託児施設全体ではなく、トイレや病気の子がいた場所など、有害な細菌が増殖している可能性のある場所に限って使用するよう推奨されている。最近では、殺菌剤の広範囲での使用を避けるほうが、子どもにとっても環境にとっても、そして教室のマイクロバイオームにとってもプラスになると考えられている。

介護施設

　介護施設には、感染症にかかりやすく、抗生物質を頻繁に投与される人がいることが多い。そのため、介護施設で働く人は、被介護者の間で感染症を広げないための予防措置を講じなければならない。同時に、悪玉菌を追い払ってくれるかもしれない善玉菌を応援する必要もある。換気してきれいな空気を入れた部屋では、病気を引き起こす細菌の数が減ることが研究で明らかになっており、介護施設や病院では、ゆっくりとではあるものの、そうした知見を反映させた設計が取り入れられ始めている。いずれ、患者のためだけでなく、健康な細菌のためにもなる建物が設計される日が来るかもしれない。

ビルの細菌検査？

　将来的には、建物と細菌の結びつきにもっと関心が払われるようになると、一部の科学者は見ている。建材や消費エネルギーという点で持続可能性を評価する各種のエコ認証と同じように、建物の「細菌にやさしい機能」を評価するマイクロバイオーム認証が登場するかもしれない。もしかしたら、未来のマイホーム購入者は、購入前に家屋のマイクロバイオームを調べる検査員を雇うようになるのかもしれない。

農業での抗生物質の使用

1950年代から、主に欧米の農場は狭い土地でより多くの生産物を得るため、小さなスペースで動物を飼育するようになった。ところが、そうした環境では病気がすぐに広まってしまう。その対策として、動物が病気でなくても、予防的に飼料に抗生物質を混ぜるようになった。やがて、抗生物質を混ぜると、密集して育つ動物が病気になる頻度が下がるだけでなく、動物の成長が速くなり、ひいては収益が上がることが分かった。この手の抗生物質の使い方は、「非治療的な抗生物質使用」として知られている。

抗生物質の日常的な使用により農場で生まれる耐性菌は、次のような経路で広がる。

❶ 農場の動物の間で伝染する。

❷ 細菌を含む動物の排泄物が畑に散布され、土やそこで育つ作物に移動する。

❸ 細菌を含む動物の排泄物が近くの川に浸出する。川の中で、水生の細菌や魚などにすみつく細菌に耐性が受け渡されることがある。

❹ 農業従事者の間で伝染したり、農場が売る汚染された製品を介して拡散したりする。

❺ こうしたさまざまな経路を通じて、最終的に農場から遠く離れた人々までたどり着き、治療困難な細菌感染症が生じる可能性がある。

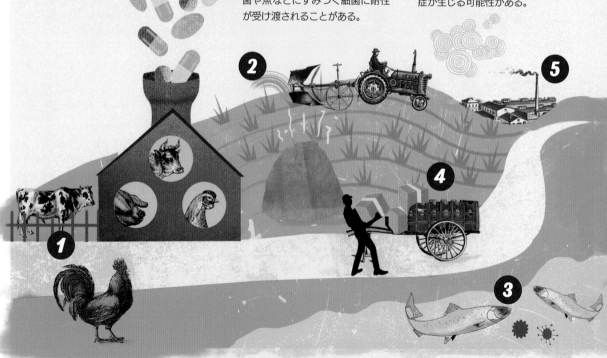

抗生物質耐性菌の出現が世界的に懸念されていることから、各国政府は非治療的な抗生物質の使用を抑制せざるを得なくなっている。1986年には、スウェーデンが世界で初めて禁止に踏み切り、以来、多くの国がそれに続いてきた。しかし、米国をはじめ、まだ非治療的な抗生物質の使用を認めている国もあり、日本では農林水産省の監視のもと動物用の抗菌性物質が使われている。2012年の推計によれば、米国で販売された抗菌薬の80%前後（重量で）は動物に使用され、そうした抗菌薬の60%が人間の医療にも使われたという。そのため、農場で生まれた耐性菌は、人間の健康に深刻な影響を及ぼしている。

耐性菌の拡散

細菌が常に抗生物質にさらされていると、ストレスの多い状況が生まれ、細菌が新たな環境に適応する引き金になる。すると、細菌がストレスを生き抜くための突然変異が生じる（30〜31ページ参照）。細菌が抗生物質に耐えるための方法はいくつもある。たとえば、抗生物質を破壊する酵素を作ることもあるし、抗生物質が入り込めない被膜で自分の細胞を覆うケースもある。耐性には複数のタイプがあり、まとめて耐性因子（R因子）と呼ばれている。そうした耐性菌は環境中にどんどん広がっていき、耐性因子は接合、形質導入、形質転換（28〜29ページ参照）を通じて子孫やほかの細菌に伝えられる。異なる種の細菌に受け継がれる可能性すらある。

人間の健康への影響

農業での抗生物質の過剰な使用と、人間に感染する抗生物質耐性菌との間につながりがあることは、これまで何度も指摘されてきた。耐性菌の出どころを追跡していくと、成長促進抗生物質を使っている農場で生産された食肉にたどり着くケースもある。欧州連合（EU）は1999年、人間の医療で使われるすべての抗生物質について、農業での非治療的な使用を禁じた。その7年後には、農業での非治療的な抗生物質の使用を全面的に禁止した。

農業における病気の発生は、密度を低くする、施設を清潔に保つなど、適切な条件で動物を飼育することで抑制できる。非治療的な抗生物質の使用が禁止されたあと、多くの国で農業生産性が下がったが、人間にとって深刻な脅威となる治療困難な細菌が生まれることに比べれば、ささいな代償といえるだろう。治療以外の目的で抗生物質を使うのを禁じている英国などでも、抗生物質は今も獣医師により処方されている。しかし、過去数十年で人間の医療における抗生物質処方に対する考え方が変化したように、農業における抗生物質の使用も変わってきている。

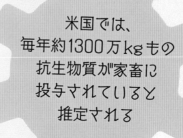

米国では、
毎年約1300万kgもの
抗生物質が家畜に
投与されていると
推定される

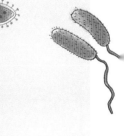

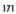

スーパーバグの脅威

抗生物質を使う機会が多く、病気を引き起こす細菌が潜んでいる病院では、残念ながら耐性因子は珍しくない。細菌は耐性因子を互いに受け渡し合うのが得意だ。そして、細菌が複数の耐性因子を獲得すると、スーパーバグ（超多剤耐性菌）へと変貌し、人類に深刻な脅威をもたらす。

　病院のように、感染症の治療や予防のため抗生物質が常時使用されている環境では、農業で抗生物質を使用するケースと同じように（170〜171ページ参照）、細菌の抗生物質耐性の進化が加速する。細菌のいない状態を保つため最善の努力がなされているにもかかわらず、耐性菌は器具や人間を介して病院のいたるところへ移動する。中には、複数の耐性因子を身につけ、いわゆる「スーパーバグ」となる細菌もいる。スーパーバグの進化は世界的な問題だ。人や製品が絶えず地球上を行き来しているため、耐性菌は急速に拡散することができる。現在使われている抗生物質はスーパーバグには効かないことから、近い将来、感染症が治療できなくなるのではないかとの懸念が広がっている。

カルバペネム耐性
腸内細菌科細菌

ヘリコバクター・ピロリ

スーパーバグとは、複数の耐性因子を獲得し、複数の抗生物質に耐えられるようになった細菌のことだ。

結核菌

多剤耐性結核菌（MDR-TB）

　結核は年間およそ140万人の命を奪い、感染症としては最大の死因となっている。結核の症例のうち、およそ20万件は結核菌の薬剤耐性株が原因だ。多剤耐性結核との闘いでは、効果の低い複数の薬を組み合わせた極めて複雑で長期（6〜24カ月）にわたる治療を行う。この治療は患者の体に負担を与え、成功率は5割にすぎない。結核菌の株の中には、この二次治療に対する耐性を獲得するものさえいる。そうした株は広範囲薬剤耐性結核菌と呼ばれ、この株に感染した患者のうち、治療がうまくいくのはわずか3分の1ほどだ。過去70年で多剤耐性結核菌に効くことが分かった新たな抗生物質は2つしか存在しない。治療法がないうえに、結核が広く見られる病気であることから、多剤耐性結核の新たな治療方法の確立が世界的な急務になっている。

カルバペネム耐性腸内細菌科細菌（CRE）

　多剤耐性結核菌に次いで懸念されているのが、腸内細菌科に属するスーパーバグのグループだ。このグループには、サルモネラ菌、大腸菌、ペスト菌といったおなじみの細菌が含まれる。カルバペネム耐性腸内細菌科細菌は、カルバペネム系抗生物質に対する耐性を発達させた細菌だ。カルバペネム系抗生物質は最後の砦と呼ばれる抗生物質グループで、多剤耐性菌感染症で入院した患者の治療に使われている。腸内細菌科の細菌は、抗生物質を分解する酵素を作る。カルバペネム耐性腸内細菌科細菌に感染した人は、およそ5割の確率で死に至る。

スーパーバグから
身を守るには

誰しもスーパーバグに感染する可能性がある。以下のことに気をつければ、感染のリスクを減らせるかもしれない。

- 感染症を患う人に近づくときには注意する。手をよく洗い、飲み物や食べ物を分け合わず、カミソリや歯ブラシなどの私物を共有しないこと。

- 健康を保つ。スーパーバグが潜む病院へ行かずにすむし、強力な免疫系の恩恵も得られる。

- 安全な調理を心がける。手を洗い、果物や野菜を洗い、適切な温度で調理し、生ものを切るまな板とサラダや果物を切るまな板を分け、生の肉や魚は個別の容器に入れ冷蔵庫のいちばん下に保存する。

- 抗生物質をできるだけ使わない。ほとんどの医師はどうしても必要でない限り抗生物質の処方を避けるが、処方された場合には、本当に必要なのか尋ねる。

- 旅行先で気をつける。一部の国では、農作物の成長促進を目的とした抗生物質の使用、食品安全性に関する規則の緩さ、不潔な水や公衆衛生の欠如といった条件が重なり、抗生物質耐性菌が流行する可能性が高くなる。医療目的で旅行する「医療ツーリズム」を検討する際にも、その点を頭に入れておくこと。

- すぐに医師の診察を受ける。早期に発見すれば、感染症が治癒する確率は高くなる。

これからの抗生物質

抗生物質が細菌に効かなくなると、医療の場では感染症治療だけにとどまらない影響が出る。細菌感染症を予防する抗生物質がなければ、大がかりな手術や帝王切開、心臓手術、人工股関節置換術、がんの化学療法、臓器移植、糖尿病管理などは、いずれも極めて高いリスクを伴うようになる。新しい抗生物質がすぐにも必要だ。

新たな抗生物質を探す

　新たな抗生剤の有望な候補は意外な場所で見つかっている。英国のノッティンガム大学の研究チームは、あらゆる（しばしば不潔な）条件で生き延びられることで名高いゴキブリに期待をかけている。研究の結果、ゴキブリの脳内にある物質が、細菌性髄膜炎の原因となる大腸菌やメチシリン耐性黄色ブドウ球菌（MRSA）を非常に効果的に殺せるらしいことが分かった。

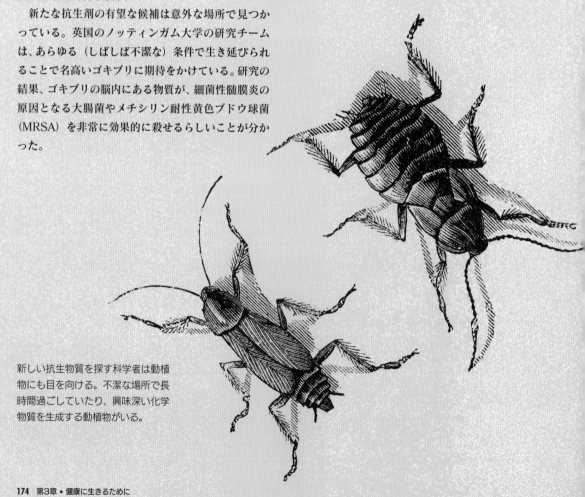

新しい抗生物質を探す科学者は動植物にも目を向ける。不潔な場所で長時間過ごしていたり、興味深い化学物質を生成する動植物がいる。

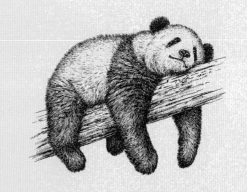

魚に注目する科学者もいる。魚の皮膚やうろこを覆う粘液に抗菌物質が含まれているからだ。淡水湖や流れの遅い川の底に堆積した、細菌がうようよいる泥の中で一生のほとんどを過ごすナマズは、まさに有力候補だろう。ナマズから分離されたある物質には、肺炎や尿路感染症を引き起こす肺炎桿菌に対する極めて強力な殺菌作用があるようだ。

ここ数年では、太平洋の海底の堆積物で見つかった細菌種が大きな関心を集めている。この細菌種は、炭疽菌が引き起こす炭疽病やメチシリン耐性黄色ブドウ球菌感染症に効果がある抗生物質を産生するようだが、今はまだ予備研究の段階だ。

アサ属の植物が作る数々の化学物質（カンナビノイド）も抗菌性を期待されている。てんかん発作やがんなど、さまざまな疾病の医療目的で研究が進められている。

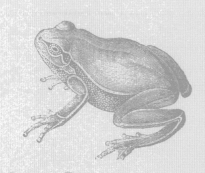

6000種のカエルの皮膚を調べた結果、抗菌性が期待される物質が100種類特定されている

パンダの血中にある抗菌物質も注目されている。一般に使われている抗生物質より短い時間（正確には6分の1）で細菌を殺すことができるという。

研究資金の調達

新たな抗生物質が必要なのは明らかだが、最近まで、そうした研究の資金は不足していた。これは主に、抗生物質を新たに開発しても、耐性細菌株の発生を最小限に抑えるためにわずかしか処方されないであろうことを、製薬会社がよく知っているからだ。

少ない研究資金でやりくりするため、科学者たちはすでにある薬剤の潜在的な抗菌特性を調べている。2017年には、スタチン（コレステロールを低下させるために使う薬剤グループ）を長期的に使用している人は黄色ブドウ球菌感染症にかかりにくいとする知見が発表された。新たな抗生物質は、どこからでも生まれる可能性がある。すでによく知られている薬も例外ではない。

同じく2017年、世界保健機関（WHO）のグローバル抗菌薬研究開発パートナーシップが、新たな抗生物質の研究を含めた薬剤耐性菌との闘いに5600万ユーロを出資すると発表した。米国政府も、リジニラゾールと呼ばれる新しい抗生物質の最終試験実施に関する6200万ドル規模の契約を発表している。英国のバイオテック企業が開発したこの抗生物質は、クロストリジウム・ディフィシル感染症に効果があるかもしれない。

ワクチン

抗生物質に代わる感染症対策として、悪玉菌と遭遇したときに、すぐに全力で攻撃できるよう、免疫系に下準備を施すという方法がある。まさにそれがワクチンの仕事だ。ワクチンは極めて危険な悪玉菌を免疫系に記憶させる。おたずね者のポスターを街中に貼るようなものだ。

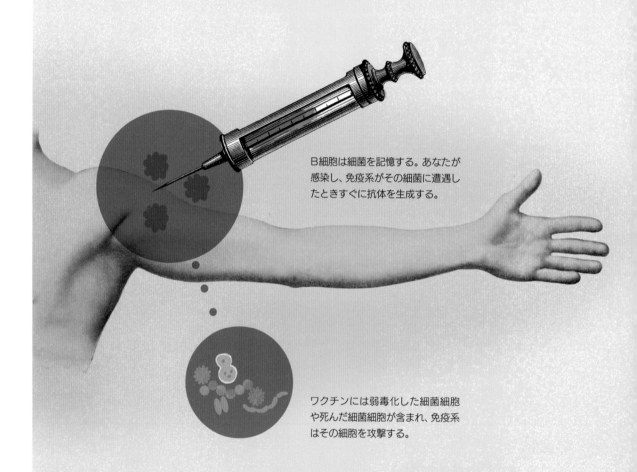

B細胞は細菌を記憶する。あなたが感染し、免疫系がその細菌に遭遇したときすぐに抗体を生成する。

ワクチンには弱毒化した細菌細胞や死んだ細菌細胞が含まれ、免疫系はその細胞を攻撃する。

ワクチン接種後、
免疫系の反応により
頭痛や発熱が
起きる場合がある。
これはワクチンが
仕事をしている
証拠だ

ワクチンの種類

　ワクチンの強さが十分でないと、免疫系の反応が弱くなり、将来悪玉菌と闘うための記憶をきちんと構築できないことがある。そのため科学者たちは、ちょうどよいバランスが得られるワクチンの開発に取り組んでいる。ワクチンには、免疫系の反応を引き出し、将来の悪玉菌との闘いに備えた記憶を作れるだけの強さが必要だ。かといって、強過ぎて病気になってしまうようではいけない。病原体によっても異なるが、その効果のほどはワクチンの種類によって変わる。

　ワクチンの中には、死んだ細菌の細胞全体が含まれているもの（不活化ワクチン）もあれば、何らかの形で弱められた細菌が入っているもの（弱毒生ワクチン）もある。たとえば、百日咳のワクチンには百日咳菌の死んだ全細胞が含まれている。一方、腸チフスのTy21aワクチンに入っているチフス菌の細胞は、生きているが化学的に弱毒化されている。

　トキソイドと呼ばれるワクチンには、弱毒化された細菌そのものではなく、細菌が作る毒素だけが入っている。DTaPワクチンには、破傷風菌とジフテリア菌を弱くした毒素が含まれている。サブユニットワクチンと呼ばれる別の種類のワクチンは、細菌の一部のみ（たいていは特定のタンパク質）を含んでいる。サブユニットワクチンは、免疫系が細菌の全細胞と遭遇したときにその特定の部分を認識して攻撃できるだけの免疫反応を引き起こす。ただし、この種のワクチンは、免疫系から最大の反応を引き出す細菌の部位を特定するのに長い時間が（ひいては多額の資金が）かかるため、高価になる傾向がある。

　もう1つ、別の種類のワクチンでは、標的の細菌と近い関係にある細菌種が使われる。要するに、免疫系は反応するけれど、人体では病気を引き起こさない細菌種だ。この手のワクチンが効果を発揮するためには、病原菌と十分近い関係にある細菌種が必要になる。ウシの結核を引き起こすマイコバクテリウム・ボビスは、ヒトの結核を引き起こす結核菌を防ぐワクチンに使われている。

　ワクチンによっては、免疫系が悪玉菌に対する十分強い記憶を持つようになるには、複数回の接種が必要な場合もある。その悪玉菌にさらされない時間が長く続くと、免疫系が記憶を失い始めることもある。たとえば、破傷風の場合、免疫系に破傷風菌を思い出させるために「ブースターワクチン」を接種する。

周囲の人たちを守る

　年齢や健康状況によっては、特定の病気のワクチンを接種できない人もいる。しかし、周囲の人口の80％がワクチンを接種すれば、その病気は簡単には広まらず、ワクチンを接種していない人のリスクも低くなる。この状況を「集団免疫」という。とはいえ、人口の一部にしか免疫がないと、集団免疫はほころび始める。ワクチン接種は、薬剤耐性菌に直面している現状ではとりわけ重要な意味を持つ。感染症治療法の選択肢が少ないときには、最善の防御策が強力な攻撃になるかもしれない。それがワクチン接種だ。

ナノテクノロジーと
スーパーバグ

1マイクロメートル（μm）は1000ナノメートル（nm）だ。直径1μmの
細菌は小さく見えるかもしれないが、ナノ粒子はそれよりもっと小さい。そ
のため、ナノ粒子は悪玉菌との闘いの強力な武器になる可能性を秘めている。

　粒子がナノスケールまで小さくなると、物理的特性
や化学的特性が変わる。たとえば、鉄は反応性が高く
なり、水に含まれるヒ素の除去や土地の除染に利用で
きるようになる。ナノ粒子では反応する表面積が大き
くなるからだ。たとえば、1cm×1cm×1cmの立方
体1つでは、表面積は6cm^2（各1cm^{2}が6面）となる。
ところが、この立方体1つと同じ体積を複数のナノ立
方体で満たす場合、それぞれのナノ立方体のサイズを
1nm×1nm×1nmとすると、表面積の合計は6000
万cm^{2}になる。

ナノサイズの粒子は、それより
も大きなマイクロサイズの粒子
よりはるかに大きな表面積で細
菌の細胞表面と接触する。

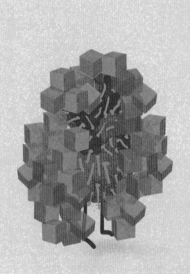

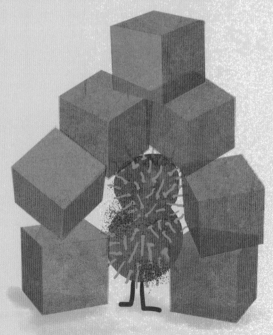

ナノシルバーは
あなたの下着にも
入っている。
抗菌性があるため、
あらゆるタイプの
布に使われている

ナノ粒子の働き

　ナノ粒子はどのように細菌に損害を与えるのだろうか。それについては、数々の方法が特定されている。細かい部分はまだ研究の最中だが、抗生物質と同じように、ナノ粒子も何らかの形で細菌細胞の生長や増殖を阻害する。たとえばナノシルバーは、細胞膜にしっかり付着し、侵入して細胞をこじ開け、物理的なダメージを与える。酸化チタンなどの物質のナノ粒子は、反応性の高い酸素（フリーラジカル）を放出し、それが細菌の細胞膜を化学的に破壊する。そのほか、細胞内部でタンパク質合成などの細胞機能を阻害し、細菌を殺すナノ粒子もある。細菌のDNAに侵入し、「レシピ本」（30ページ参照）を直接かく乱するナノ粒子まである。

薬を届ける

　ナノテクノロジーは、抗生物質をスーパーバグのもとへまっすぐ届けるためにも使われ始めている。薬剤をナノ粒子でコーティングすると、薬剤が体内ですぐに分解されるのを防いだり、可溶性を高くしたりすることができる。ナノ粒子カプセルは、特定のpHになったときだけ開くように設計することも可能だ。この技術を使えば、薬剤が胃の酸性環境を無事に通過し、腸にいる標的を狙い撃ちできると見られる。

生分解性のナノニンジャ

　米国の研究チームが開発した「ニンジャポリマー」は、抗生物質耐性菌に対抗する新たな武器となる可能性を秘めている。ナノ構造は水と接触すると自己集合し、合体してより強力な構造になる。これがニンジャポリマーだ。この設計に手を加えれば、正の電荷を持たせることができる。正電荷を持つニンジャポリマーは、悪玉菌に感染した強い負電荷の細胞を探し出し、細胞の表面に付着して細胞膜を切り裂き、感染した細胞もろとも細菌を殺す。その後、ナノサイズのニンジャポリマーは体内の酵素で自然に破壊され、さらに細かく分解されるか、排泄物として取り除かれる。

ナノニンジャは、もともとIBMの科学者たちがコンピューターチップ構築のために開発したものだ。

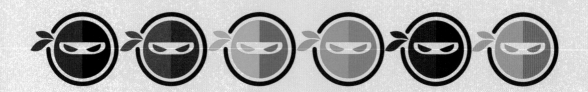

時を越える細菌

人類の進化とともに、私たちのライフスタイルは劇的に変化してきた。狩猟採集生活から農耕民へ、そして工業化を経て、現代の私たちがよく知るグローバル社会へ。こうした発展は、私たちが食べるもの、暮らす環境、一緒に過ごす相手を根本から変えてきた。それらすべてが、人間のマイクロバイオームに影響を与えている。

人類は直立歩行を始める前から、細菌とともに進化してきた。祖先のマイクロバイオームを知ることは、現代の健康な人間のマイクロバイオームを理解するための重要な手がかりになる。

紀元前3400〜3100年頃に生きていたチロルのアイスマン（エッツィの愛称で知られる）をはじめとする冷凍ミイラの軟組織には、細菌のDNAが含まれている。このDNAは、大昔の人のマイクロバイオームがどんな細菌で構成されていたかを理解する手がかりになる。

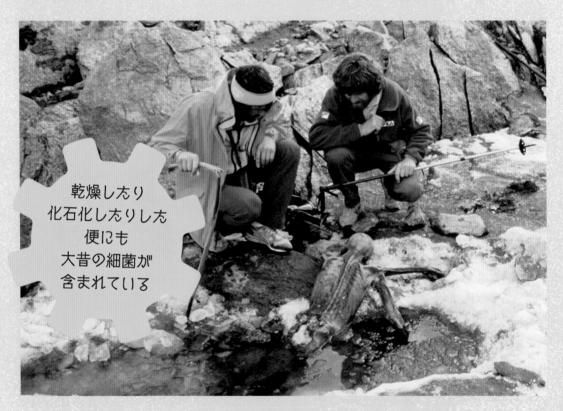

乾燥したり化石化したりした便にも大昔の細菌が含まれている

過去を覗き見る

　科学者が伝統的な狩猟採集生活を送る人たちの腸内細菌を分析した結果、現代の農業をベースにした食生活を送る人よりもはるかに多様な細菌コミュニティーを持っていることが分かった。

　現代の狩猟採集民族の腸内細菌は、農業が誕生する以前の人間のマイクロバイオームの姿を垣間見せてくれる。多様性の差に興味をそそられた科学者たちは、マウスを使ってその謎をさらに追究した。そして、マウスの餌の多様性が低いほど腸内細菌コミュニティーの多様性も低くなり、餌の多様性を再び高くすれば腸内細菌も多様になることが分かった。ただし、マウスが4世代目になるまでに餌の多様性を高くしなかった場合は、腸内細菌の多様性は二度と回復しなかった。私たち人類の食事は着実に幅の狭いものとなっている。そのことが、腸内細菌の多様性を不可逆的に変化させているのではないかと推測されている。

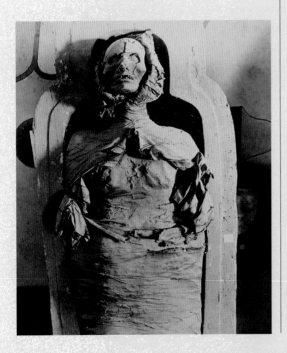

古代エジプト人のミイラの研究では、当時多くの人が結核のような、今もおなじみの細菌感染症で命を落としていた可能性が浮かび上がっている。

太古の細菌から学ぶこと

　科学者たちはミイラ化した遺骸や便の化石から発見された太古の細菌を調べ、数多くの洞察を引き出している。

- ヒトマイクロバイオームの細菌は、病気の治療に抗生物質が使われるようになる前に、抗生物質耐性遺伝子を発達させていた。

- 虫歯の原因となるストレプトコッカス・ミュータンスは、人類が農耕生活に適応した頃に大きく広まった。

- 悪玉・善玉を問わず、現代の人類と結びついている細菌の多くは、何千年も前から人類と関係していた。

- ヒト腸内細菌の多様性は現生人類の進化に伴って急激に低下してきたが、それはおそらく人類が食べ物に火を通すようになったことと関係している。

- チロルのアイスマンのような大昔のミイラから発見された細菌は、都市環境に住む現代人よりも田舎に住む現代人のマイクロバイオームに近い。

　こうした新発見とともに、私たちの祖先にすみついていた細菌たちに関する新たな知識を活用して、人類の移動ルートを追跡しようと研究が続いている。細菌の広がりは、人々が陸地をどのように移動して新たな地域に住みついたのかを知る手がかりになるかもしれない。

グローバルな細菌

私たちの体にすむ細菌は、つきつめれば私たちの身近な環境から来ている。そのため、居住する場所が個人の細菌コミュニティーに大きな影響を与えているのは当然だ。マイクロバイオームは人それぞれ違うが、同じ地域に住む人の間では似たところがある。世界の一部地域で特定の病気がほかよりも流行しやすい理由は、マイクロバイオームの地域差で説明できるかもしれない。

　2012年に実施された大規模研究では、米国、ベネズエラ（南米）、マラウイ（アフリカ）などさまざまな国に住む500人以上の腸内細菌叢を調べた。その結果は驚くべきものだった。ベネズエラに住む人とマラウイに住む人のマイクロバイオームは、距離が遠いにもかかわらず、より近い米国の人のマイクロバイオームよりも似ていたのだ。別の研究でも、先進国と発展途上国の住人の間に見られるマイクロバイオームの違いが確認された。この研究結果からは、マイクロバイオームの地域的な差は、食事、ライフスタイル、文化からも生じていることがうかがえる。

食べ物の違い

　多くの研究では、どこで食べるかよりも何を食べるかのほうが重要だという結論が出ている。たとえば、世界中の奥地で暮らす狩猟採集コミュニティーに見られる腸内マイクロバイオームの共通点は、近隣の農村部や都市のコミュニティーとの共通点よりも多い。狩猟採集コミュニティーのマイクロバイオームは細菌の多様性が極めて高く、プレボテラ属、トレポネーマ属、スクシニビブリオ属の細菌の数が多い。また、腸内寄生虫を宿すことが多いが、Ⅱ型糖尿病や自己免疫疾患などの病気は見られない。工業化の進んだ都市に暮らす人たちは細菌の多様性が低く、腸内寄生虫はいないが、過敏性腸症候群（IBS）やⅡ型糖尿病など腸内マイクロバイオームと関係する病気を患うことが多い。伝統的な農業や漁業を営むコミュニティーは、その両極端の間のどこかに位置している。

行動の違い

　皮膚マイクロバイオームの地域的な違いは、文化による行動の違いに関係しているようだ。米国に住む女性とタンザニアに住む女性で手の皮膚のマイクロバイオームを比較したところ、タンザニアの女性の手には土壌に関係する細菌種がはるかに多くいることが分かった。タンザニアでは屋外で過ごす時間が長く、料理などの活動をしばしば地面の上で行う。外部の環境にさらされることの多い遊牧生活から恒久的な家屋での生活へ変化したことも、皮膚細菌の多様性の低下につながっているようだ。

遺伝的な違い

　宿主の遺伝子もマイクロバイオームに影響を与える。あなたのマイクロバイオームは、他人よりも家族のマイクロバイオームに近い。だが、それが生まれつきなのか、育ちのせいなのかを見極めるのは難しい。とはいえ、一卵性双生児と二卵性双生児の研究では、一卵性双生児のマイクロバイオームは二卵性双生児のそれよりもずっと近いことが分かっている。遺伝的な要因が働いていることを示唆する研究結果だ。

男女の社会的役割が大きく異なる文化ではマイクロバイオームの性差が大きくなる

英国の双子1000組を対象とした研究では、宿主の遺伝子型がマイクロバイオームを構成する細菌種に影響を与えることが裏づけられた。

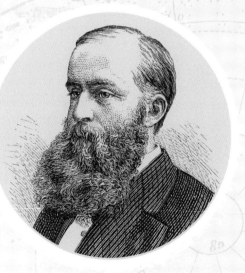

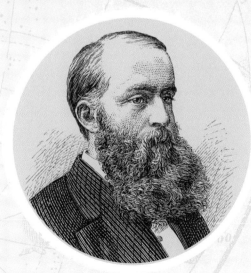

用語集

アミノ酸 タンパク質の基本構成要素。ヒトの体には21種類のアミノ酸があり、その約半分は人体で作ることができず、食べ物から摂取する必要がある。

アレルギー 普通なら無害の物質（花粉や食品など）に対して免疫系が過剰反応すること。くしゃみや湿疹から重度の呼吸困難まで、さまざまな症状が生じる。

ウイルス ごく小さな感染体で、増殖するには生きた細胞を必要とする。感染すると、宿主の細胞内で増殖し、ダメージを与える。動物、植物のほか、細菌にも感染できる。

運動性 動き回れること。

エンテロタイプ 血液型による分類と同じように、人間はエンテロタイプと呼ばれる腸内細菌のタイプごとにグループ分けできる。

核 真核細胞では、核は通常、丸く密集した1つの構造として存在している。これは二重膜で囲まれている。核には細胞の遺伝物質が含まれている。

株 1つの細菌の子孫である細菌の遺伝的変異体の集団。突然変異したあとはもとの細胞のクローンではなくなるが、もとの菌種と極めて近い関係にある。

顆粒球 小さな顆粒を持つ白血球細胞。免疫系がウイルスや細菌と闘うのを援護する。

寄生 ある種（寄生者）が別の種（宿主）の体の中や表面にすみつく共生関係。この関係は寄生者の利益になるが、宿主にとっては害になる。

共生 異なる種の生物の間に見られる密接な長期的関係。共生の形態としては、相利共生（どちらの種にも利益がある）、片利共生（一方に利益があり、他方には利益も害もない）、寄生（一方に利益があり、他方に害がある）がある。

莢膜 一部の細菌細胞の外部被膜を形成するゼラチン状の層。

グラム陽性／陰性 グラム陽性細菌は、グラム陰性細菌よりも抗生物質が効きやすい。グラム陰性菌は、より耐性の高い細胞壁を持つ。

クローン 1つの細菌が細胞分裂により2つに分かれてできた娘細胞。遺伝的にはもとの細胞とまったく同じ。

ゲノム 1つの生物が持つひとそろいの遺伝物質。

原核生物 膜で囲まれた核などの細胞小器官を持たない単細胞生物。遺伝物質（DNA）は細胞の中に散らばっている。細菌と古細菌は原核生物だ。

嫌気性細菌 酸素がない状態で生存し、増殖できる細菌。

原生生物 単細胞の真核生物。マラリアを引き起こす寄生虫もこのグループに含まれる。

好気性細菌 生存や増殖に酸素を必要とする細菌。

抗酸化物質 酸素代謝で生じるフリーラジカルによる細胞の損傷を防ぐ効果がある物質。

抗生物質 細菌の増殖を防いだり細菌を破壊したりする薬物。

酵素 生物で見られる触媒（化学反応を加速させるが、自身は変化しない物質）。

抗体 B細胞が作る免疫系の特異的なタンパク質。免疫系が有害な細菌やウイルスを破壊するのに役立つ。

古細菌 細菌に似ているが、いくつかの構造が異なる小さな単細胞生物。遺伝的には細菌とはまったく異なる。

コミュニティー（群集） 同じ場所で生きる異なる種の細菌の集まり。

コロニー（集落） 1つの母細胞に由来し、したがって遺伝的に同一な細胞（クローン）からなる目視可能な細菌の集まり。

細菌 単細胞の原核生物の一大グループ。細胞壁はある（訳注：マイコプラズマのように細胞壁を持たない細菌もいる）が核は持たない。

サイトカイン タンパク質の一大グループで、主に免疫細胞が分泌する。接触したさまざまな種類の細胞の挙動に影響を与える。免疫反応の調節という点で、良くも悪くも特別な役割を担っている。

細胞質 生きた細胞を満たし、核を取り囲んでいるゼリー状の液体。

細胞小器官 真核細胞の細胞質にある、膜で囲まれた構成要素。細胞の生存に欠かせない特定の役割を担う。ミトコンドリアや葉緑体など。

自己タンパク質 体が作るタンパク質。本来なら免疫系が反応するべきものではないが、免疫系が故障し、自己タンパク質を「自己」ではないと認識すると、自己免疫疾患に

なることがある。

自己免疫疾患 免疫系が不適切に反応し、体にもともとある組織を攻撃したり破壊したりする病気。

持続生残菌 同じ種のほとんどの細胞を殺す量の抗生物質に耐えられる細菌。

種 互いに極めてよく似た、遺伝的に近い関係にある生物の集まり。同じ種の個体は通常、交配して生殖能力のある子を作ることができる。細菌に関して使われる「種」は、共通の起源を持ち、比較的似かよっている株の集まりを意味する。

受容体 細胞膜についている分子。特定の神経伝達物質、ホルモンなどの生体分子と特異的に相互作用する。

上皮 一層または複数層の密集した細胞からなる薄い保護層。皮膚の外側の層（表皮）や腸の内壁など。

真核生物 膜で囲まれ、遺伝物質（DNA）を含む核を持つ細胞または生物。動物、植物、真菌、原生生物は真核生物だ。

神経伝達物質 神経系で1つの神経細胞から別の神経細胞に、または筋肉や腺の細胞に信号を伝達する化学伝達物質。

接合 細胞どうしの接触や2つの細胞をつなぐ橋のような構造によ

り、細菌細胞間で遺伝物質を移動させること。

セロトニン 神経インパルスの伝達に関与する神経伝達物質。気分の調節に関して重要な役割を担い、しばしば「幸せホルモン」と呼ばれる。脳による痛みの知覚や、空腹感や満腹感などの調節にも関わっている。

染色体 細胞核にある、タンパク質とDNAからなる糸のようならせん構造。遺伝子という形で遺伝情報を保持している。

全身性（全身的） 全身に影響が及ぶこと。

相利共生 2種類の生物種が密接に関わり合い、それぞれが相手の活動から利益を得ている共生関係。

代謝 細菌のような生物内で、生命を維持するために行われる化学プロセス。

代謝物 代謝により生じる物質、もしくは代謝に必要な物質。

耐性因子 抗生物質に対する耐性を持つ細菌の遺伝的要素。接合により、別の細菌に受け渡せる。

タンパク質 あらゆる生物の基本構成要素。長い鎖状のアミノ酸（50個以上からなる）が特定の形に折りたたまれてできている。タンパク質

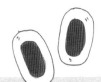

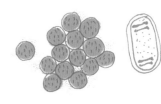

はホルモン、酵素、抗体としても機能する。どれも体の健康には欠かせないものだ。

腸管内腔　食べたものが移動する腸内部の通路。

腸内細菌叢　腸に常在する細菌群。

DNA　ほとんどの細胞の核に見られる染色体（細菌の場合は細胞質）に含まれる遺伝物質。特定のタンパク質を作る遺伝暗号を持つDNAのセクションを遺伝子と呼ぶ。

T細胞　免疫系の重要なリンパ球（白血球）の1つ。ヘルパーT細胞は、B細胞が微生物に対する特異的な抗体を産生するのを援護する。細胞障害性T細胞は、感染した細胞を殺す。サプレッサーT細胞は、免疫反応を抑制している。

ドーパミン　脳内の重要な神経伝達物質（メッセンジャー）。感情や行動の調節に関わっている。

突然変異　遺伝子のDNA塩基配列で自然に生じる恒久的な変化。遺伝により引き継がれる。

ナチュラルキラー細胞　腫瘍細胞や、ウイルスや細菌の感染した細胞を破壊することのできる大型の白血球（リンパ球）。

粘液　粘膜や腺が潤滑や保護の目的で分泌するぬるぬるとした液体。

バイオフィルム　細菌細胞からなる薄い層。何かの表面に付着し、保護コーティングで包まれているため、殺菌剤や抗生物質に対する細菌の耐性が高くなる。

敗血症　体の免疫系が感染症（体のどんな部位でも）に対して過剰反応を起こしたときに生じる、命を脅かす症状。

バクテリオファージ　細菌に感染して破壊するウイルス。

発酵　複雑な物質が化学的に分解されて単純な物質になるプロセス。通常、酵母や細菌などの微生物により行われる。

pH　溶液の酸性度やアルカリ度を示す指標。

B細胞　免疫系の重要なリンパ球（白血球）の1つ。T細胞の助けを借りて、細菌やウイルスに特異的な抗体を作る。

ヒスタミン　けがやアレルギー反応に応じて細胞が分泌する化合物。炎症や腫れを引き起こす。

微生物　小さ過ぎて人間の肉眼では見えない生物。細菌、ウイルス（日本の教科書では生物とされていない）、真菌など。

病原体　病気を引き起こす細菌、ウイルス、寄生虫。

不顕性感染　兆候や症状がほとんど、またはまったくない感染。

プラスミド　細菌の細胞質にある環状のDNA鎖。プラスミドはウイルスやほかの細菌、環境から受け取ることができ、細菌細胞の性能を高められる。

フリーラジカル　毒性のある酸素代謝の副生成物。生きた細胞や組織に大きなダメージを与えることがある。

プレバイオティクス　腸内の善玉菌の増殖を促進する、人体には消化できない食品成分。たいていは植物繊維。すでに腸内にいる善玉菌の「肥料」として機能する。

プロバイオティクス　腸内に善玉菌を導入するサプリメント。生きた細菌の入ったヨーグルトなどの乳製品や錠剤の形を取ることが多い。

分子　複数の原子が化学結合してできた粒子。

分裂　1つの細胞が、新しい2つの遺伝的に同一な娘細胞に分かれるプロセス。細菌は二分裂による無性生殖で増える。

ペニシリン　もともとはある種の青カビから得られた抗生物質だが、現在は主に化学合成されている。

ペプチド　2〜50個のアミノ酸が鎖のようにつながった構造。タンパク質よりも小さく、タンパク質ほど複雑ではない。

便移植　便中細菌叢移植（FMT）とも呼ばれる。健康なドナーの善玉菌を、特定の重要な細菌を欠く別の人の腸内に移植すること。

鞭毛　細菌細胞から伸びる尾のような微細な構造。これを使って動き回ることができる。

片利共生　2種類の生物のうち、一方が他方の利益にも害にもならずに、他方から餌などの恩恵を受けている関係。

ポピュレーション（集団）　同じときに同じ場所でともに生き、交配する同じ種の細菌の集まり。

ホメオスタシス（生体恒常性）　体温や二酸化炭素濃度などの体内の状態を調節すること。そうした調節により、体のさまざまなシステムを抑制したり、比較的一定の状態に保ったりする。

ホルモン　体内のプロセスの調節を助ける化学伝達物質。体内のさまざまな腺から分泌され、血流にのって標的の臓器や組織へ移動する。

マイクローブ（病原菌、微生物）　細菌、特に病気を引き起こすもの。マイクローブはしばしば微生物（マイクロオーガニズム）と同じ意味でも使われる。

マイクロバイオーム　人体など、特定の環境にいるすべての微生物。

マイクロメートル　長さの単位。記号はμm。1μm = 0.001mm。

マクロファージ　感染部位などの組織や血流で見られる大型の白血球。細菌などの微生物を飲み込んで破壊する。

マスト細胞　皮膚表面下や呼吸器系、泌尿器系、消化器系でよく見られる免疫細胞。炎症反応やアレルギー反応の際にヒスタミンなどの分子を分泌する。

免疫系　体を病原体（ウイルス、寄生虫、細菌）やそのほかの異物から守るために連携して働く細胞（白血球など）、組織、器官（リンパ節、脾臓、胸腺）。

リボソーム　細胞の細胞質にある複雑な構造で、タンパク質を合成している。

リンパ系　リンパ管（細い管）でつながった循環系。骨髄、胸腺、脾臓、リンパ節（ここで免疫細胞がトレーニングを受ける）で構成される。リンパ系は、リンパ液と呼ばれる透明の液体にのせて免疫細胞を全身に運ぶ。

ワクチン　殺菌したり弱毒化したりした病原体から作られる。体内に入ると、実際に病気を引き起こさずに抗体産生と細胞性免疫を刺激し、免疫系をトレーニングする。ワクチン接種のプロセスにより免疫系をトレーニングすることで、その病原体の生きた個体と遭遇したときの備えができる。

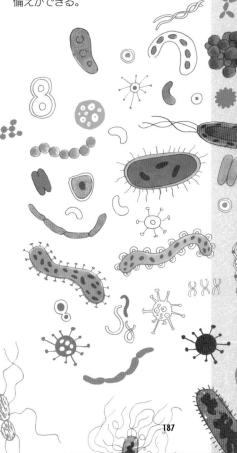

索引

用語が図のキャプションにあるページは太字で示す。

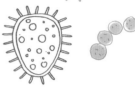

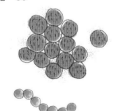
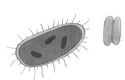

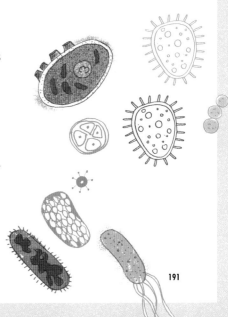

図版クレジット

Alamy Stock Photo BSIP SA 140r; Chronicle 47, 55; INTERFOTO 46; Edwin Remsberg 20; VintageMedStock 176b. **Getty Images** BSIP/UIG 106b; Steve Gschmeissner/Science Photo Library 85, 140-141; Paul Hanny/Gamma-Rapho via Getty Images 180; Dr. Fred Hossler/Visuals Unlimited 122; National Institutes of Health/Science Photo Library 66; Alfred Pasieka/Science Photo Library 172b; Science Photo Library 172c. **iStock** duncan1890 43c, 44r; ibusca 44l; ivan-96 43l; Man_Half-tube 130; nicoolay 43r; photoka 137. **Science Photo Library** Dennis Kunkel Microscopy 77, 86t, 135; Dr Kari Lounatmaa 59. **Shutterstock** Africa Studio 164; Sira Anamwong 156-157; AuntSpray 172t; Elena Baryshkina 119; Betacam-SP 70, 72b, 74t; Borisoff 158t; Rich Carey 158b; Cathal_Shtadler 168-169; cristovao 56; zu difeng 149; DiViArt 146; Ryazantsev Dmitriy 57tl; DoubleBubble 175r; Marco G Faria 145; Juan Gaertner 138-139; Oleg Golovnev 45r; ifong 136; Eric Isselee 140l; Iynea 42, 116; Rosa Jay 141r; johnjohnson 32-33; Jommar 41; Matej Kastelic 143b; Kateryna Kon 19, 25, 37 inset, 111, 125, 140-141, 143t; Komsan Loonprom 37; LightField Studios 76; Makc 68; MaraZe 61; marekuliasz 162; Morphart Creation 45l, 52, 73t, 78, 80, 87, 90-91, 93r, 100-101, 103, 174, 175l, 182-183; nobeastsofierce 13; Dmytro Novitskyi 114, 134; Oksana_Slepko 115; ostill 33; Pressmaster 57bl; rickyd 57tr; royaltystockphoto.com 8-9, 50; Aldo Santosa 179; David M. Schrader 154; Shai_Halud 24 inset; Sirirat 32; Slava_kovtun; Stocksnapper 156r, 183; Twin Design 45; Yuriy Vlasenko 23. **U.S. Centers for Disease Control and Prevention** 131; Janice Haney Carr 95; Medical Illustrator 75b, 86b; National Institute of Allergy and Infectious Diseases (NIAID); courtesy of Julie Marquardt 63. **Wellcome Collection** 93l, 106t, 128, 181; David Gregory & Debbie Marshall 105 S. Schuller 120.

ナショナル ジオグラフィック協会は1888年の設立以来、研究、探検、環境保護など1万3000件を超えるプロジェクトに資金を提供してきました。ナショナル ジオグラフィックパートナーズは、収益の一部をナショナルジオグラフィック協会に還元し、動物や生息地の保護などの活動を支援しています。
　日本では日経ナショナル ジオグラフィック社を設立し、1995年に創刊した月刊誌『ナショナル ジオグラフィック日本版』のほか、書籍、ムック、ウェブサイト、SNS など様々なメディアを通じて、「地球の今」を皆様にお届けしています。

nationalgeographic.jp

とことん解説　人体と健康

ビジュアル 細菌のはたらき パーフェクトガイド

2021年6月21日　第1版1刷

著　者	キャサリン・ウイットロック	
	ニコラ・テンプル	
訳　者	梅田智世	
日本語版監修	鈴木智順	
編　集	尾崎憲和　葛西陽子	
編集協力	リリーフ・システムズ	
装　丁	田中久子	
発行者	滝山晋	
発　行	日経ナショナル ジオグラフィック社	
	〒105-8308　東京都港区虎ノ門4-3-12	
発　売	日経BP マーケティング	
印刷・製本	シナノパブリッシングプレス	

ISBN978-4-86313-501-7
Printed in Japan

©Nikkei National Geographic Inc. 2021
NATIONAL GEOGRAPHIC and Yellow Border Design are trademarks of the National Geographic Society, under license.

本書の無断複写・複製（コピー等）は著作権法上の例外を除き、禁じられています。購入者以外の第三者による電子データ化及び電子書籍化は、私的使用を含め一切認められておりません。

本書は英国 Octopus 社の書籍「Meet Your Bacteria」を翻訳したものです。内容については原著者の見解に基づいています。

乱丁・落丁本のお取替えは、こちらまでご連絡ください。
https://nkbp.jp/ngbook